H.R. Koelz   C. Muller   S. Müller-Lissner

Ulkusfibel

Die gastroenterologischen Fibeln werden herausgegeben von S. Müller-Lissner und H.R. Koelz.

Weitere Bände zu den Themen Leber, Galle, Kolon sind in Vorbereitung.

Springer
Berlin
Heidelberg
New York
Barcelona
Budapest
Hongkong
London
Mailand
Paris
Santa Clara
Singapur
Tokio

H.R. Koelz C. Muller S. Müller-Lissner

Ulkusfibel

Zweite, vollständig überarbeitete Auflage

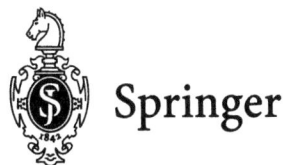

Springer

Prof. Dr. H. R. Koelz
Abteilung Gastroenterologie,
Medizinische Klinik,
Stadtspital, Triemli

CH-8063 Zürich

Prof. Dr. S. Müller-Lissner
Abteilung für Innere Medizin
Krankenhaus Weißensee
Schönstraße 85–91

D-13086 Berlin

Prof. Dr. C. Muller
Chirurgische Klinik, Spital

CH-8610 Uster

ISBN-13:978-3-540-60413-6

Die Deutsche Bibliothek – CIP-Einheitsaufnahme.
Koelz, Hans R.: Ulkusfibel / H. R. Koelz, C. Muller und S. Müller-Lissner. – 2., vollst.
überarb. Aufl. – Berlin ; Heidelberg ; New York ; Barcelona ; Budapest ; Hongkong ;
London ; Mailand ; Paris ; Santa Clara ; Singapur ; Tokio : Springer, 1996
ISBN-13:978-3-540-60413-6   e-ISBN-13:978-3-642-80012-2
DOI: 10.1007/978-3-642-80012-2

NE: Muller, Claude; Müller-Lissner, Stefan:

Das Werk ist urheberrechtlich geschützt. Die dadurch begründeten Rechte, insbesondere die der Übersetzung, des Nachdrucks, des Vortrags, der Entnahme von Abbildungen und Tabellen, der Funksendung, der Mikroverfilmung oder der Vervielfältigung auf anderen Wegen und der Speicherung in Datenverarbeitungsanlagen, bleiben, auch bei nur auszugsweiser Verwertung, vorbehalten. Eine Vervielfältigung dieses Werkes oder von Teilen dieses Werkes ist auch im Einzelfall nur in den Grenzen der gesetzlichen Bestimmungen des Urheberrechtsgesetzes der Bundesrepublik Deutschland vom 9. September 1965 in der jeweils geltenden Fassung zulässig. Sie ist grundsätzlich vergütungspflichtig. Zuwiderhandlungen unterliegen den Strafbestimmungen des Urheberrechtsgesetzes.

© Springer-Verlag Berlin Heidelberg 1990, 1996

Die Wiedergabe von Gebrauchsnamen, Handelsnamen, Warenbezeichnungen usw. in diesem Werk berechtigt auch ohne besondere Kennzeichnung nicht zu der Annahme, daß solche Namen im Sinne der Warenzeichen- und Markenschutz-Gesetzgebung als frei zu betrachten wären und daher von jedermann benutzt werden dürften.

Produkthaftung: Für Angaben über Dosierungsanweisungen und Applikationsformen kann vom Verlag keine Gewähr übernommen werden. Derartige Angaben müssen vom jeweiligen Anwender im Einzelfall anhand anderer Literaturstellen auf ihre Richtigkeit überprüft werden.

Satz und Erstellung der Abbildungen: RTS, Wiesenbach

SPIN 105 151 38   23/3134 – 5 4 3 2 1 0 – Gedruckt auf säurefreiem Papier

Vorwort zur 2. Auflage

Die fast unglaublichen Fortschritte auf dem Gebiet des Helicobacter pylori haben die im Jahre 1990 erschienene Fibel rasch veralten lassen. Die vorliegende vollständig überarbeitete Neuauflage berücksichtigt die neuesten für das Verständnis und die praktische Therapie relevanten Erkenntnisse. Wiederum richtet sich die Fibel vorwiegend an den praktizierenden Arzt, der eine übersichtliche, wissenschaftlich fundierte und aktuelle Orientierung über die Ulkuskrankheit sucht.

Januar 1996   Hans Rudolf Koelz
                               Claude Muller
                               Stefan Müller-Lissner

Inhaltsverzeichnis

Einleitung........................... 1

Epidemiologie....................... 2

Physiologie............................ 4
Funktionen des Magens 4
Magensekretion..................... 6
Defensive Mechanismen der Mukosa............... 8

Pathophysiologie 10
Übersicht 10
Hauptursachen 12
Säuresekretion...................... 14
Helicobacter pylori: Bakteriologie und Epidemiologie. 16
Helicobacter pylori: Gastritis und Ulkus............. 18
Nichtsteroidale Antirheumatika 20

Verlauf und Komplikationen....................... 22
Übersicht 22
Heilung und Rezidive 24
Blutung............................. 26
Perforation, Penetration, Stenose 28

Diagnostik 30
Übersicht 30
Symptomatik 32
Endoskopie......................... 34
Nachweis von Helicobacter pylori.................. 36
Zollinger-Ellison-Syndrom 38

Therapieziele und Therapiemittel................. 40
Übersicht 40
Allgemeine Maßnahmen........................... 42
Medikamente: „Klassische" Ulkustherapeutika 44
Medikamente: Antimikrobielle Behandlung
des Helicobacter pylori 46

VII

Notfallendoskopie und endoskopische Blutstillung ... 48
Operationsverfahren 50

Praktische Therapie............................. 52
Therapie des unkomplizierten Ulkus................ 52
Erfolglose Eradikationstherapie.................... 54
Verzögerte Heilung 56

Therapie der Komplikationen..................... 58
Blutung... 58
Akute Blutung..................................... 60
Notfalloperation bei Blutung...................... 62
Stenose 64

Prophylaxe..................................... 66
Primärprophylaxe bei NSAR-Therapie 66
Streßulkusprophylaxe 66
Rezidivprophylaxe: Indikation und Prinzipien 68
Rezidivprophylaxe: Praktische Durchführung........ 70

Literatur.. 73

Sachverzeichnis................................. 75

Einleitung

Die Ansichten über die Entstehung und damit die Behandlung der Ulkuskrankheit haben sich in den letzten 5-10 Jahren grundlegend geändert. Bis vor wenigen Jahren bedeutete ein erstmals diagnostiziertes Ulkus in der Regel eine Ulkuskrankheit mit möglicherweise auf Lebzeiten immer wieder auftretenden Ulkusschüben. Zwar konnte mit den neueren Ulkusmedikamenten, insbesondere den stark wirksamen Säurehemmern, eine Ulkusheilung fast immer erreicht werden. Ohne definitive (Operation) oder ständige (Dauermedikation) Maßnahme waren die Rezidive jedoch die Regel.

Die Ursachen der Ulkuskrankheit sind sehr viel klarer geworden. Der häufigste Grund für die Entstehung und die Rezidive ist ein Infekt mit Helicobacter pylori, etwas seltener sind nichtsteroidale Antirheumatika verantwortlich; andere Ursachen sind die Ausnahmen. Eine einmalige antimikrobielle Behandlung des Helicobacter pylori („Eradikation") eliminiert in den meisten Fällen definitiv die Rezidive der Helicobacter-pylori-bedingten Ulkuskrankheit. Diesen fast unglaublichen Erfolgen steht das ungelöste und immer wichtiger werdende Problem der durch nichtsteroidale Antirheumatika bedingten Ulzera gegenüber.

Epidemiologie

Häufigkeit

Etwa 1-2% der erwachsenen Mitteleuropäer haben ein peptisches Ulkus. Im Laufe des Lebens erkrankt etwa jeder 10. bis 20. Mensch an einem Ulkus.

„Geburtskohortenphänomen"

Aus fast allen westlichen Industrienationen ist bekannt, daß die Mortalität an Ulkuskrankheit (und damit wohl auch die Ulkuskrankheit selbst) für die kurz vor der Jahrhundertwende Geborenen einen Gipfel erreichte und in den folgenden Jahrgängen abnahm. Das früher schwer erklärbare Phänomen ist wahrscheinlich vorwiegend auf Helicobacter pylori (H. pylori) zurückzuführen. Die Abnahme seit etwa 1900 ist recht leicht durch die abnehmende Durchseuchung mit H. pylori dank verbesserter Hygiene zu erklären. Die Zunahme im vorigen Jahrhundert ist vielleicht darauf zurückzuführen, daß eine ursprünglich sehr hohe Durchseuchungsrate zu einer früheren Infektion, zu einer ausgeprägten atrophischen Gastritis des proximalen Magens, zu einer verminderten Säuresekretion und damit zu einem geringeren Ulkusrisiko geführt hatte.

Epidemiologie

Einjahresprävalenz: Etwa 1–2 % der Bevölkerung

Lebenszeitprävalenz: Etwa 5–10 % der Bevölkerung

Letalität: 1–2% der Ulkuskranken sterben am Ulkus

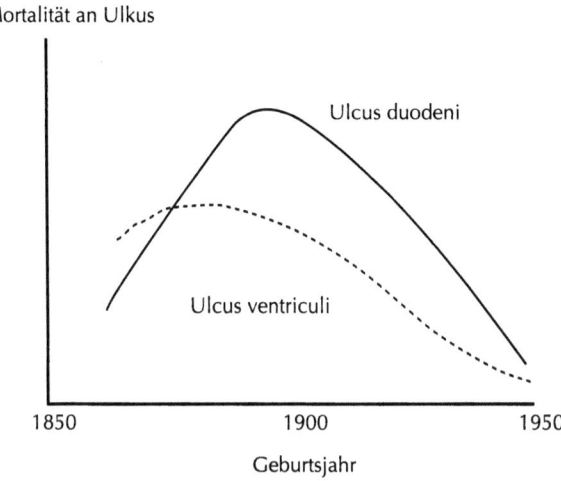

Physiologie

Funktionen des Magens

Zur Erfüllung seiner Funktionen bedarf der Magen der Motorik und der Sekretion. Der wichtigste Regulator dieser Leistungen ist der N.vagus.

Motorik

Der proximale Magenteil (Fundus und Korpus) ist ein Reservoir für die Nahrung. Außerdem steuert er durch seinen Druck die Entleerung. Deshalb muß gewährleistet sein, daß eine Füllung des Magens den Magendruck nicht wesentlich erhöht. Dies geschieht über den N. vagus (Akkommodation). Eine Vagotomie führt daher zu einer beschleunigten Entleerung.

Über den distalen Magenteil (Antrum) laufen peristaltische Wellen zum Pylorus, die feste Nahrungsteile zerkleinern. Partikel über 1-2 mm Größe werden erst 1-2 h nach dem Essen durch die Nüchternmotilität ins Duodenum entleert.

Sekretion

Die proteolytische Andauung der Nahrung durch Säure und Pepsin ist verzichtbar, nicht jedoch die Sekretion von Intrinsic factor. Der Magensaft ist möglicherweise für die weitgehende Abtötung von Bakterien und anderen Mikroorganismen wichtig, die mit der Nahrung aufgenommen werden.

Funktionen des Magens

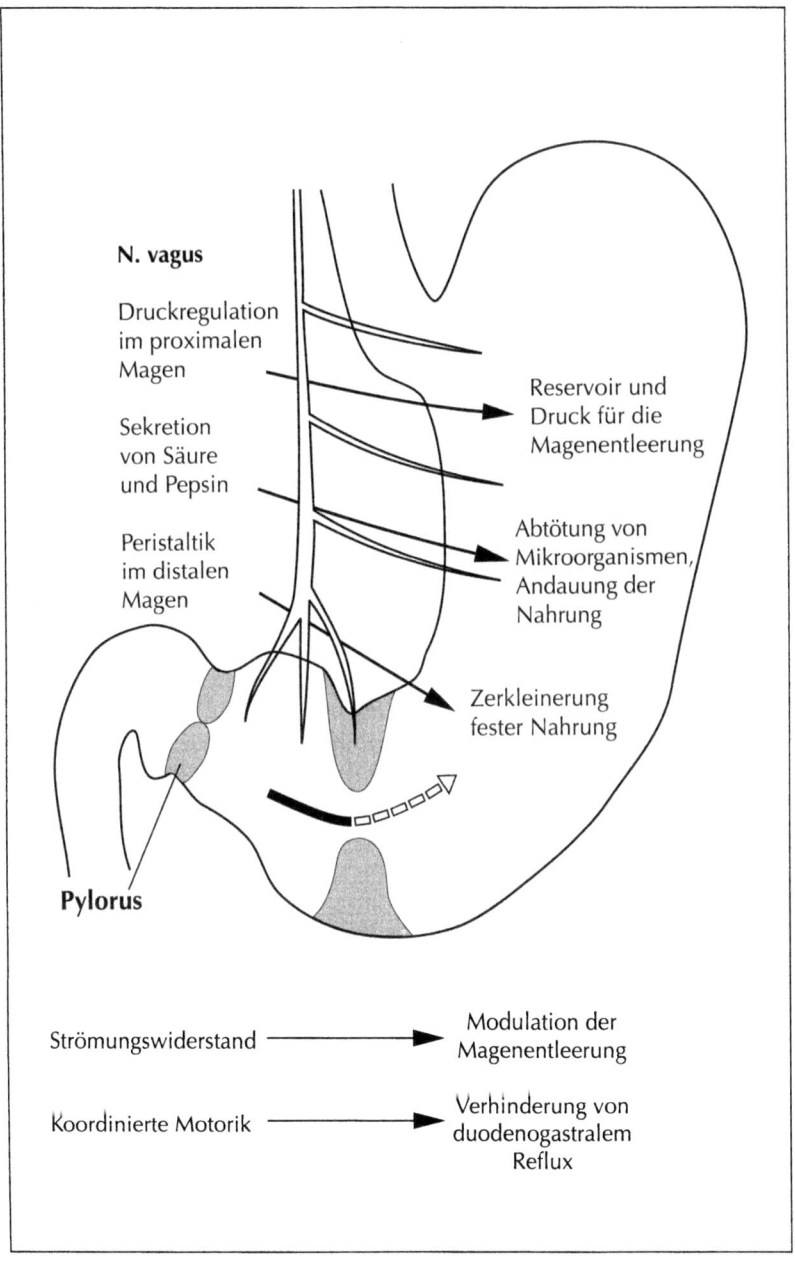

Physiologie

Magensekretion

Im ganzen Magen finden sich Oberflächenzellen, denen der Schutz der Magenschleimhaut vor den eigenen Säften obliegt. Nur im proximalen Magen befinden sich zusätzlich spezifische Drüsen, in denen die Parietalzellen (Belegzellen) Säure und die Hauptzellen Pepsinogen bilden.

Säure

Die Sekretion wird über 3 an der Zelloberfläche der Parietalzellen gelegene Rezeptorarten stimuliert, eine für Acetylcholin (muskinarisch), eine für Gastrin und eine für Histamin (H_2-Rezeptor). Die stärkste Stimulation erfolgt über Histamin. Die Freisetzung von Gastrin aus den G-Zellen wird durch eine hohe Säurekonzentration im Antrum gehemmt.

Die Rezeptoren der Zellmembran leiten die Stimulation über zyklisches AMP, Kalzium und andere Vermittler weiter. Sie stimulieren ein Transportenzym, das an einem zum Magen hin offenen zellulären Kanalsystem gelegen ist. Diese H^+K^+-ATPase („Protonenpumpe") reichert in dem Kanalsystem Salzsäure an.

Pepsin

Dieses wird als Proenzym (Pepsinogen) sezerniert und durch Säure aktiviert. Bei neutralem pH wird es irreversibel inaktiviert.

Magensekretion

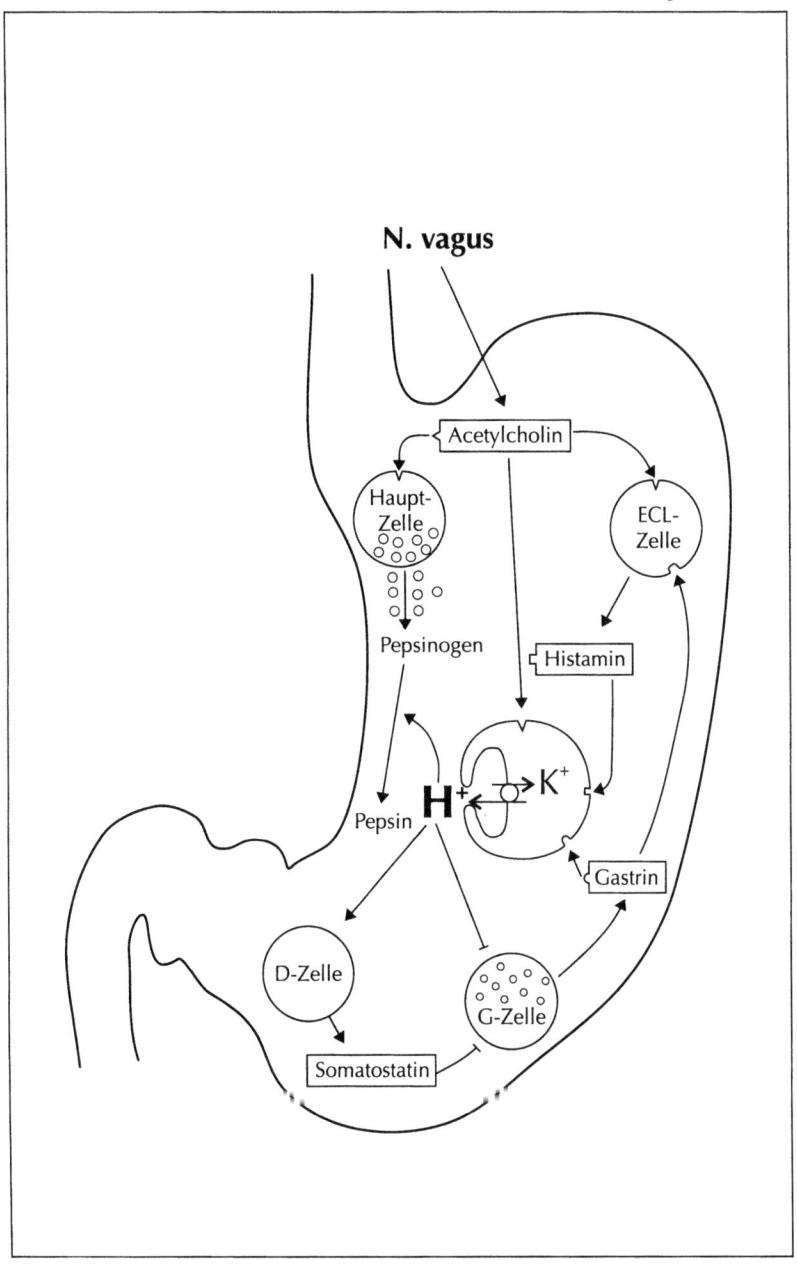

Defensive Mechanismen der Mukosa

Schleim-Bikarbonat-Schicht

Die den Oberflächenzellen anhaftende Schicht aus zähem Schleim bewirkt eine Diffusionsverzögerung für Säure und Pepsin in Richtung Schleimhaut. Der Schleim wird durch Säure und Pepsin abgebaut und verliert dadurch an Viskosität.

Die in die Schleimschicht diffundierende Säure wird durch Bikarbonat (HCO_3^-) neutralisiert. Das duodenale Bikarbonat stammt auch aus den Brunner-Drüsen und aus dem Pankreas.

Epithel

Die Oberflächenzellen bilden eine säureresistente Schicht, die durch Interzellularbrücken dicht wird. Defekte werden durch Proliferation reepithelisiert. Die Zellen sezernieren Schleim und Bikarbonat, die gemeinsam eine Barriere gegen die Säure bilden.

Submukosa

Säure, die durch "Rückdiffusion" bis in die Submukosa gelangt, wird dort durch Bikarbonat aus dem Blut gepuffert. Die Submukosa ist an der Schleimhautreparation beteiligt.

Prostaglandine

Endogene Prostaglandine spielen möglicherweise eine Rolle bei der Schleimhautabwehr. Experimentell lassen sich der mukosale Blutfluß, die Schleim- und Bikarbonatsekretion und die Proliferation des Epithels durch Prostaglandine steigern.

Defensive Mechanismen der Mukosa

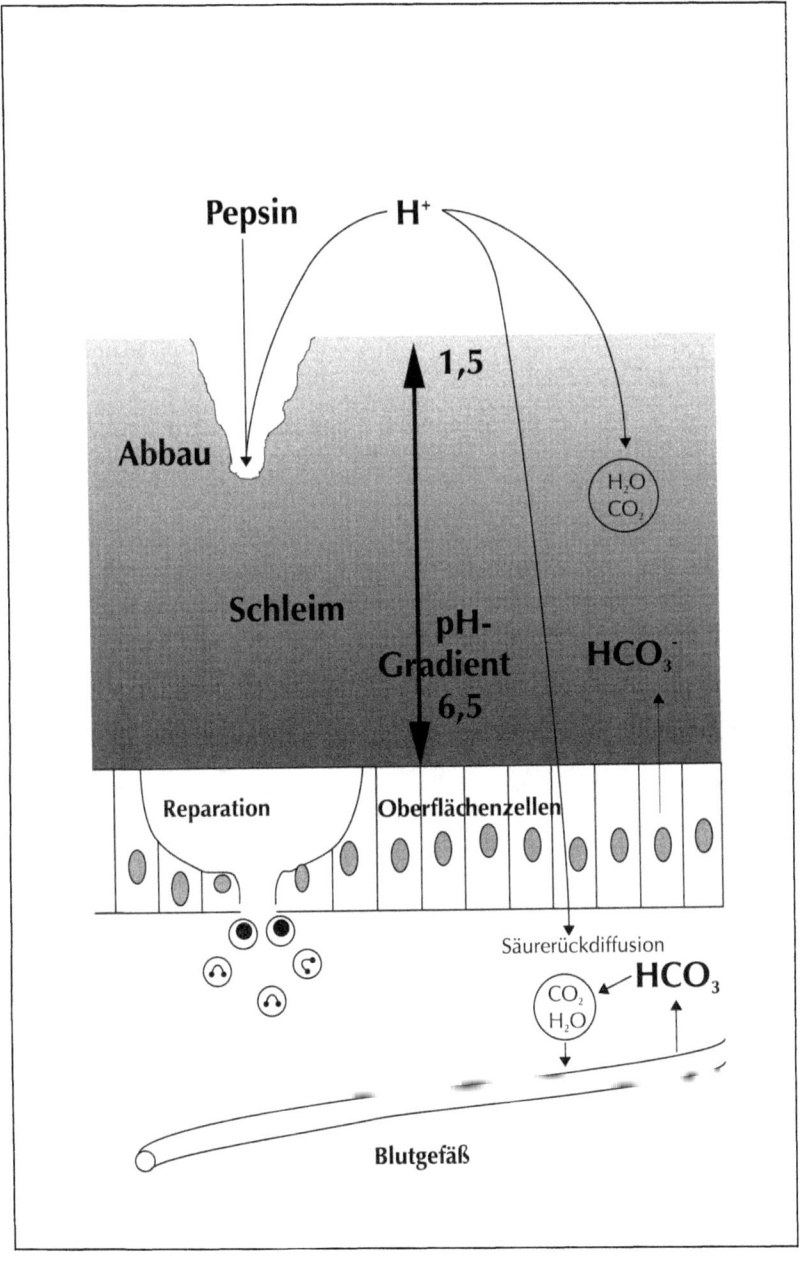

Pathophysiologie

Übersicht

Peptische Ulzera entstehen nur ausnahmsweise durch eine alleinige Hypersekretion von Säure. Im allgemeinen besteht eine verminderte Toleranz der Schleimhaut gegenüber der Säure. In den meisten Fällen ist diese "Abwehrschwäche" auf eine durch H. pylori bedingte Entzündung (Gastritis, Duodenitis) und/oder die toxische Wirkung von nichtsteroidalen Antirheumatika zurückzuführen.

Permissive Faktoren

Helicobacter pylori und/oder nichtsteroidale Antirheumatika sowie das Vorhandensein von Magensäure sind als "permissive" Faktoren bei fast jedem Ulkuspatienten vorhanden. Sie sind somit praktisch Bedingung für die Ulkuskrankheit, führen jedoch für sich allein nicht zum Ulkus.

Risikofaktoren

Männer erkranken häufiger an einem Ulcus duodeni als Frauen; möglicherweise spielt dabei die höhere Säuresekretionsrate von Männern die Hauptrolle. Menschen mit Blutgruppe o erkranken häufiger an einem Ulcus duodeni; dies kann möglicherweise mit kürzlich nachgewiesenen blutgruppenabhängigen Rezeptoren der Magenmukosa für H. pylori erklärt werden.

Übersicht

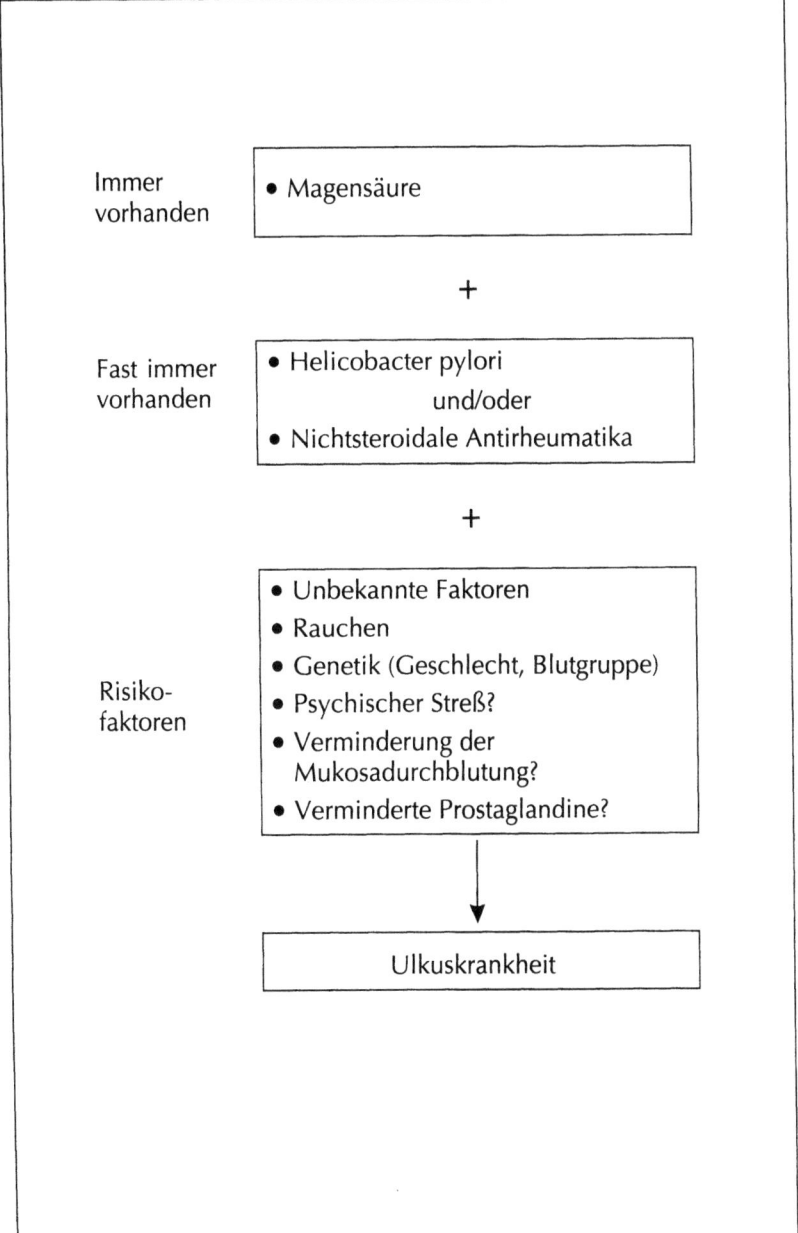

Pathophysiologie

Hauptursachen

Helicobacter pylori

Er ist bei fast allen Ulcera duodeni und bei den meisten Ulcera ventriculi vorhanden.

Nichtsteroidale Antirheumatika

Sie verursachen vorwiegend, wenn nicht sogar ausschließlich, Magengeschwüre.

Helicobacter pylori und nichtsteroidale Antirheumatika

Es ist noch unklar, ob das gemeinsame Vorliegen einer H.-pylori-Gastritis und eines NSAR-Konsums das Ulkusrisiko gegenüber einem Faktor allein erhöht. Es läßt sich aber nicht entscheiden, welcher Faktor zur Rezidivprophylaxe eliminiert werden muß.

Andere Ursachen

Eine Ulkuskrankheit ohne H. pylori und nichtsteroidale Antirheumatika läßt an seltene Ursachen denken. Dabei ist zu beachten, daß alle Helicobacter-Tests falsch-negativ sein können und daß viele Patienten nicht wissen (oder nicht zugeben wollen), daß sie nichtsteroidale Antirheumatika einnehmen.

Umgekehrt können H. pylori und nichtsteroidale Antirheumatika rein zufällig mit einer seltenen Ursache der Ulkuskrankheit einhergehen.

Hauptursachen

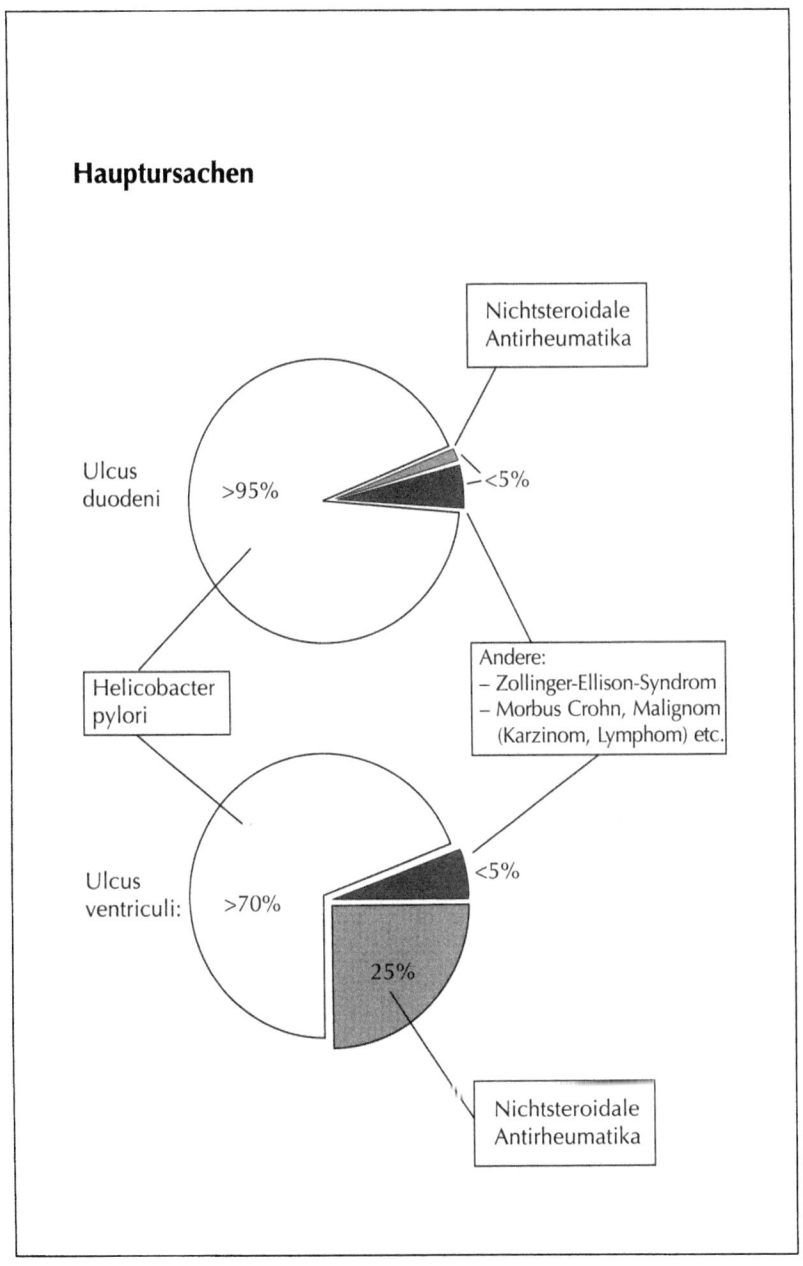

Säuresekretion

Rolle der Säure

Die absolute Höhe der Säuresekretion ist pathophysiologisch außer beim Gastrinom nicht entscheidend. Es besteht jedoch eine Korrelation zwischen der Höhe der Sekretion und der Ulkuslokalisation: Im Mittel werden beim Ulcus duodeni höhere, beim Ulcus ventriculi niedrigere Sekretionsraten gemessen.

Ulcus duodeni

Die Ursache für die erhöhte Säuresekretion bei einem Teil der Patienten ist eine gesteigerte Sensitivität der Parietalzelle gegenüber Gastrin und eine erhöhte Parietalzellmasse, wenigstens zum Teil als Folge der H.-pylori-Gastritis. Ob eine erhöhte Azidität im Bulbus besteht, sei es durch Hypersekretion, sei es durch eine beschleunigte Magenentleerung, ist schwierig nachzuweisen.

Manche Patienten reagieren auf Nahrungszufuhr mit einer überschießenden Gastrinausschüttung (antrale G-Zell-Überfunktion); sie stellen aber keine klar abgrenzbare Gruppe dar. Selten gibt es gastrinproduzierende Tumoren, die zu einer dauernden Stimulation der Parietalzellen führen (Zollinger-Ellison-Syndrom).

Ulcus ventriculi

Die erniedrigte Säuresekretion mancher Patienten läßt sich durch eine Verminderung der Parietalzellzahl bei einer bis ins Korpus ausgedehnten Gastritis erklären.

Zwar:

Ohne Säure
kein gutartiges Ulkus

Aber:

Hypersekretion von Säure
ist extrem selten
alleinige Ursache des Ulkus

Helicobacter pylori: Bakteriologie und Epidemiologie

Helicobacter pylori vermehrt sich natürlicherweise ausschließlich in der Schleimschicht einer Mukosa vom Typ der Magenschleimhaut (inklusive gastrale Metaplasien im Duodenum und ektopischer Magenmukosa in Mekkel-Divertikeln). Heliobacter pylori zeigt eine außerordentlich starke Aktivität von Urease. Er schafft sich ein neutrales Milieu, indem er den im Körper überall leicht verfügbaren Harnstoff spaltet und mit dem entstandenen Ammoniak die Säure neutralisiert.

Pathogenetische Mechanismen

Helicobacter pylori besitzt eine Reihe von Mechanismen, die die Pathogenität erklären. Ein vakuolisierendes Zytotoxin ist bei 50–70% der Stämme vorhanden. Es kommt bei Patienten mit Ulkus und Gastritis häufiger vor als bei alleiniger Gastritis.

Prävalenz

Die Übertragungsart von H. pylori ist unklar; diskutiert wird hauptsächlich ein fäkal-oraler Weg über Nahrung und Trinkwasser.

Die Prävalenz von H. pylori ist in Populationen mit tiefem sozioökonomischem Status höher (z.B. Entwicklungsländer). In allen bisher untersuchten Kollektiven ließ sich eine mit dem Lebensalter ansteigende Prävalenz von H. pylori nachweisen. Wenn das gleiche Kollektiv wiederholt untersucht wird, so stellt man überraschenderweise keine Zunahme der H.-pylori-Prävalenz fest. Dies legt nahe, daß der Infekt meist in der (frühen?) Kindheit stattfindet. Der Keim wird zu einem späteren Zeitpunkt kaum mehr spontan (d.h. ohne Antibiotikatherapie) eliminiert, aber auch sehr selten (<1% pro Jahr) neu oder wieder erworben. Die altersabhängige Prävalenz von H. pylori zeigt somit nicht ein über das ganze Leben anhaltendes Risiko für einen Neuinfekt an. Sie ist das Ergebnis eines für jeden Jahrgang geringeren Risikos für einen H.-pylori-Infekt in der Kindheit, also ein „Kohortenphänomen", wie es auch für die Ulkuskrankheit bekannt ist (s. Epidemiologie).

Helicobacter pylori (HP)

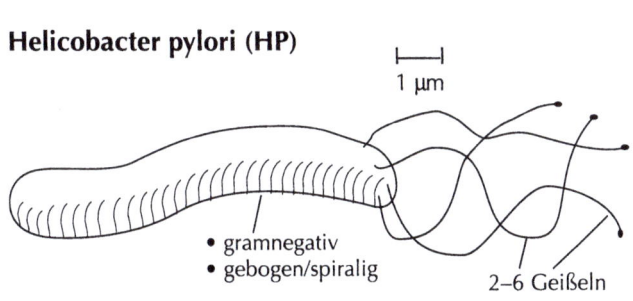

- gramnegativ
- gebogen/spiralig

1 μm

2–6 Geißeln

Pathogenetische Mechanismen von HP

Mechanismus	Wirkung
Urease	Lokale Säureneutralisation, zytotoxisch?
Adhäsine	Bindung an Epithelzellen
Zytotoxin, Phospholipase, Protease	Zytolyse, Mukolyse
Antigene	Entzündliche Veränderungen
Geißel	Beweglichkeit

Prävalenz von HP

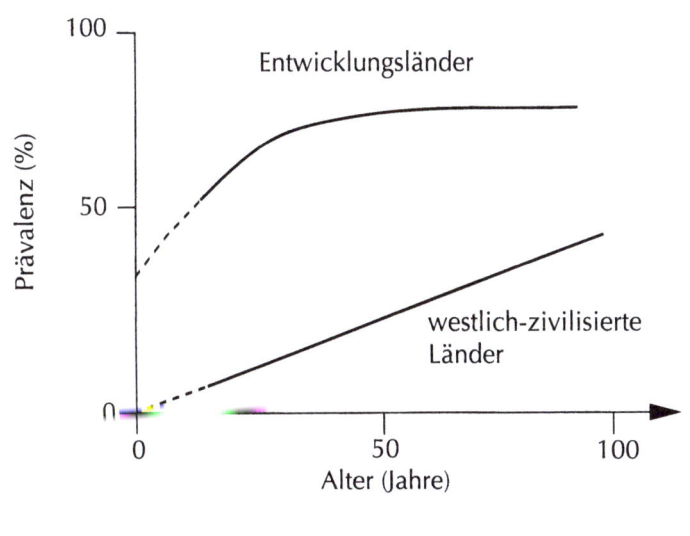

Helicobacter pylori: Gastritis und Ulkus

Helicobacter-pylori-Gastritis

Heliobacter pylori ist der weitaus häufigste Erreger der chronischen aktiven Gastritis (Typ-B-Gastritis). Mehr als 90% aller Patienten mit Gastritis beherbergen in ihrem Magen H. pylori, und H. pylori wird nur in Mägen mit Gastritis gefunden. Schließlich heilt eine erfolgreiche antibiotische Behandlung von H. pylori diesen Typ der Gastritis.

Das Antrum zeigt i. allg. eine stärkere Besiedelung mit H. pylori und auch stärkere entzündliche Veränderungen als das Corpus. Unter starker Säurehemmung findet eine Verschiebung von H. pylori und Gastritis in den proximalen Magen statt.

Helicobacter pylori und Ulkus

Nur ein kleiner Teil der H.-pylori-Träger entwickelt eine Ulkuskrankheit. Die dafür entscheidenden Faktoren sind noch weitgehend unbekannt, doch spielen vermutlich Eigenschaften des Wirtes (Genetik, Umwelt) und des Erregers (u.a. Toxine) eine Rolle.

Gastrale Metaplasie im Duodenum

Gastrale Metaplasien im Bulbus duodeni sind eine Voraussetzung für die Besiedelung mit H. pylori. Sie sind wahrscheinlich auch Bedingung für die Entstehung eines Ulcus duodeni. Unklar ist noch, wie die Metaplasien entstehen. Tierexperimentell können sie durch Hypersekretion von Magensäure hervorgerufen werden.

Säuresekretion

Die bei etwa 1/3 der Ulcus-duodeni-Patienten feststellbare erhöhte Säuresekretion ist zumindest zum Teil auf die Antrumgastritis und die dadurch bedingte Hypergastrinämie zurückzuführen. Eine Heilung der Gastritis führt zu einer Normalisierung des Serumgastrins und der Säuresekretion.

Die im Mittel geringere Säuresekretion bei Ulcus-ventriculi-Patienten ist durch eine Atrophie des säuresezernierenden proximalen Magens bedingt.

Helicobacter pylori (HP): Gastritis und Ulkus

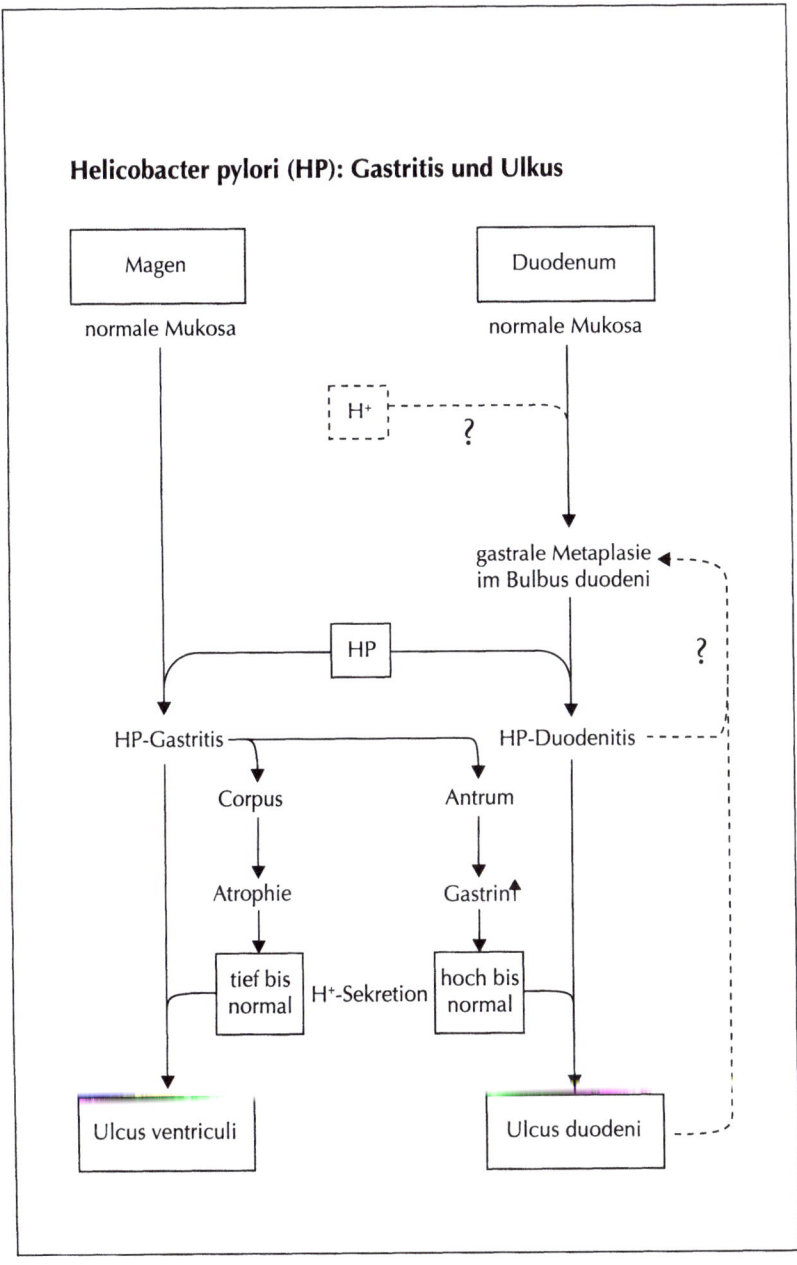

Nichtsteroidale Antirheumatika

Ulkusrisiko bei Therapie mit nichtsteroidalen Antirheumatika (NSAR)

Über eine Schwächung der defensiven Mechanismen der Mukosa sind alle jetzt verfügbaren NSAR ulzerogen. Fast immer entstehen Ulcera ventriculi. Die Verabreichungsart (per os, rektal oder parenteral) ist vermutlich irrelevant. Entgegen einer weit verbreiteten Meinung sind Kortikosteroide jedoch kaum ulzerogen.

Komplikationen

Da Blutungen aus Ulcera duodeni ebenso häufig vorkommen wie aus Ulcera ventriculi, ist anzunehmen, daß die NSAR vorbestehende Ulcera duodeni „demaskieren".

Helicobacter-pylori-Gastritis und NSAR-Therapie

Es ist noch unsicher, ob eine H.-pylori-Gastritis das Ulkusrisiko unter NSAR-Therapie erhöht.

Ulkusrisiko bei Therapie mit nichtsteroidalen Antirheumatika
(*UD* Ulcus duodeni, *UV* Ulcus ventriculi)

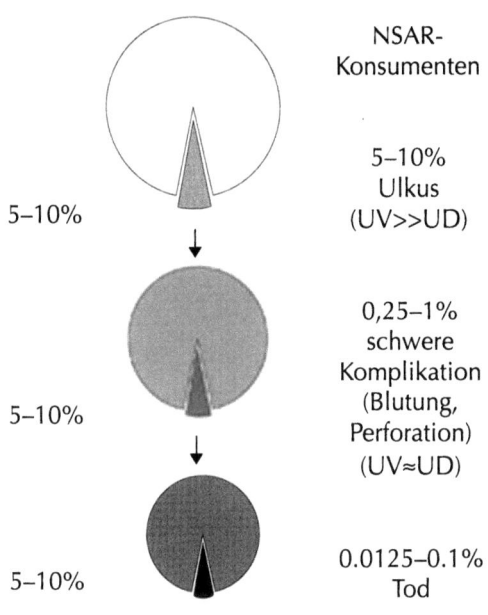

Erhöhtes Ulkusrisiko
- Ulkusanamnese
- Hohe NSAR-Dosierung
- Höheres Alter
- Leber-, Niereninsuffizienz
- Gleichzeitige Kortikosteroid-
  therapie(?)

Erhöhtes Blutungsrisiko
- Blutgerinnungsstörung

Verlauf und Komplikationen

Übersicht

Spontanverlauf

Die meisten Ulzera rezidivieren innerhalb weniger Monate oder Jahre.
Komplikationen (akute Blutung und Perforation) treten in etwa der Hälfte der Fälle ohne wesentliche Vorsymptome auf. Das Risiko, bei einem Ulkusrezidiv eine Komplikation zu erleiden, ist größer, wenn früher bereits eine Komplikation aufgetreten ist.

Spontanverlauf

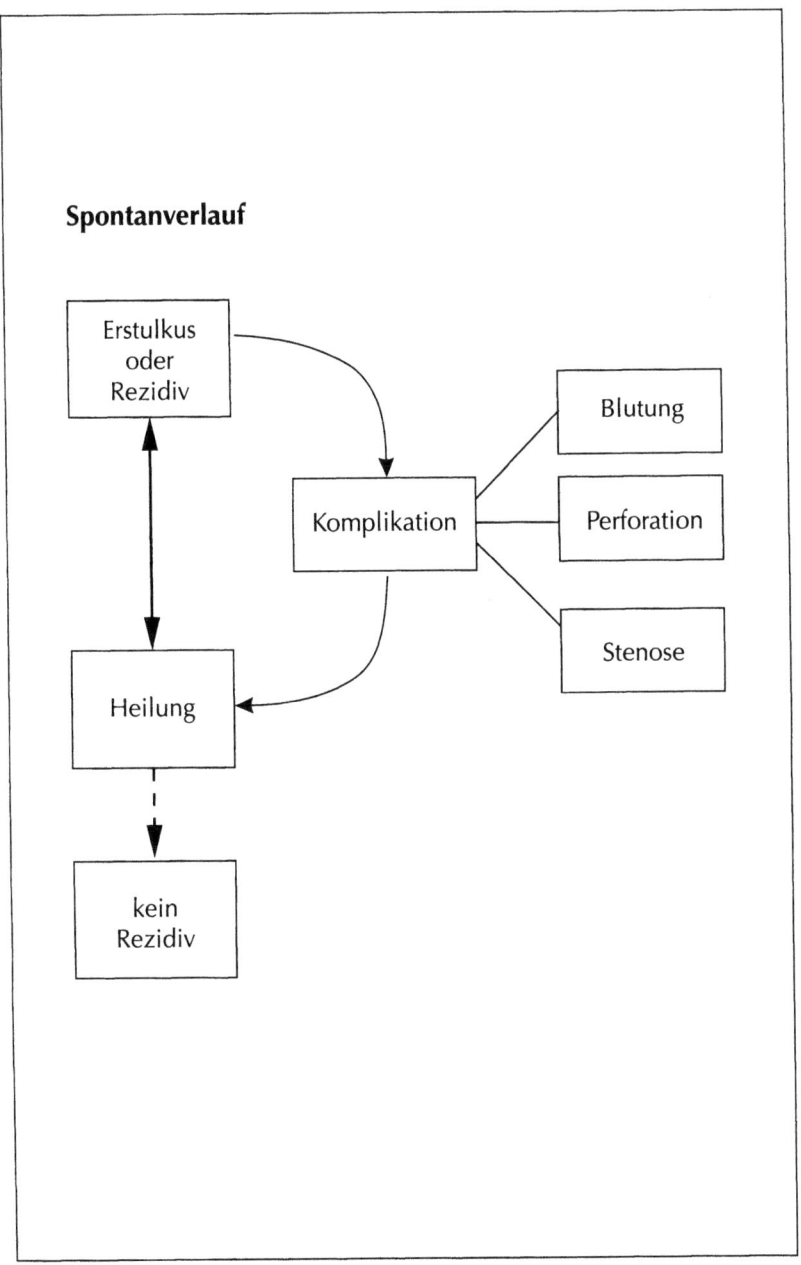

Heilung und Rezidive

Heilung

Die meisten peptischen Ulzera heilen auch ohne Therapie innerhalb weniger Wochen. Die hier angegebenen Heilungsraten gelten für Mitteleuropa.

Risikofaktoren für verzögerte Heilung
Große Ulzera benötigen zur Heilung länger als kleine. Zigarettenrauchen verzögert die Heilung von Ulcera duodeni. Einen ungünstigen Einfluß hat wahrscheinlich auch eine fortgesetzte Therapie mit nichtsteroidalen Antirheumatika, vor allem bei Ulcus ventriculi.

Rezidive

Das Auftreten von Rezidiven ist typisch für die Ulkuskrankheit. Ohne Intervention mit dauerhafter Wirkung (z.B. H.-pylori-Eradikation) besteht ein vermutlich lebenslanges Rezidivrisiko.

Risikofaktoren für gehäufte Rezidive
Bei persistierender H.-pylori-Infektion oder fortgesetzter NSAR-Einnahme ist das Rückfallrisiko erhöht bei langer Ulkusanamnese, häufigen Ulkusschüben, langsamer Ulkusheilung und früheren Komplikationen. Ulcera duodeni rezidivieren bei Zigarettenrauchern häufiger.

Ohne Einfluß auf Rezidive
Mäßiger Kaffee- und Alkoholgenuß hat keinen sicheren Einfluß auf Ulkusheilung und Rezidivrate.

Heilung und Rezidive

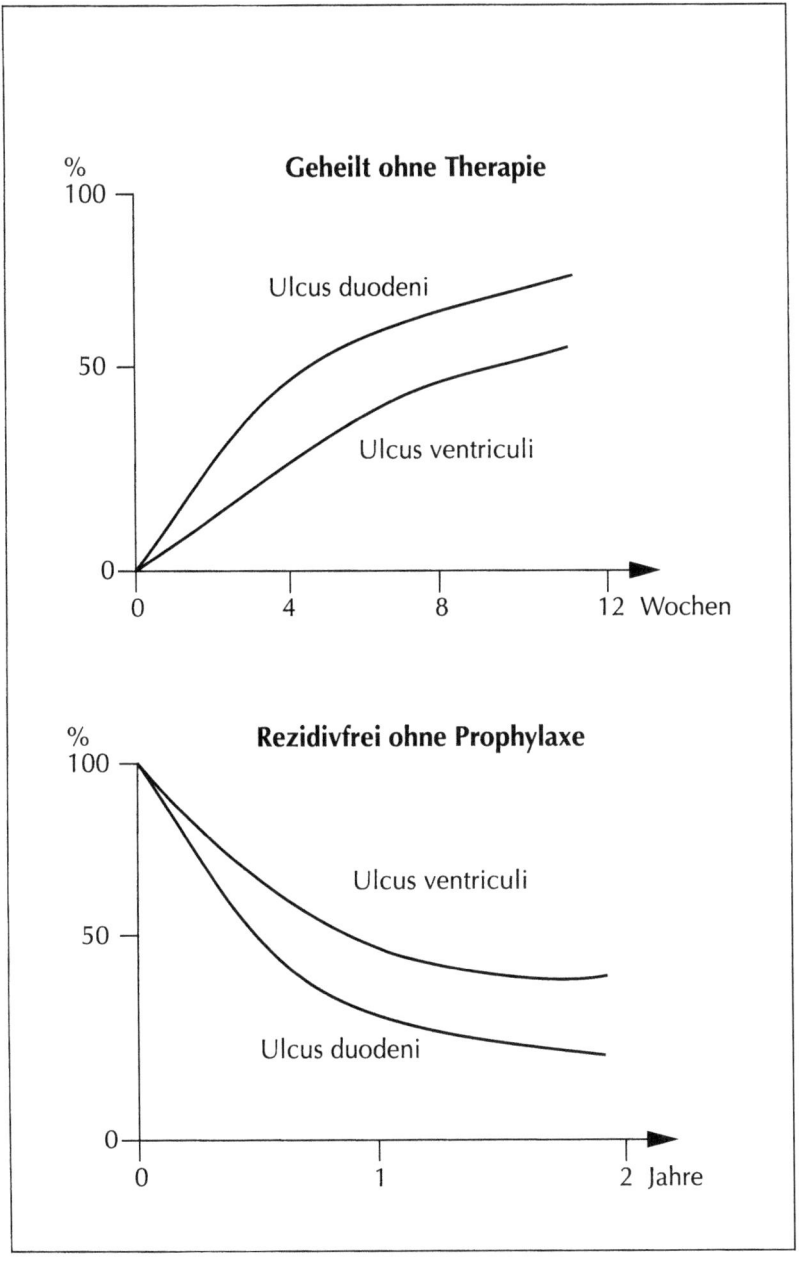

Blutung

Akute Blutung

Häufigkeit: Die akute Blutung ist die häufigste Ulkuskomplikation. Eine akute Ulkusblutung kann auch als Erstmanifestation eines Ulkus ohne vorangehende wesentliche Ulkussymptome auftreten. Nach einer ersten Ulkusblutung ist das Risiko für eine erneute Blutung in einem späteren Ulkusschub stark erhöht. Das Blutungsrisiko ist bei Ulcus duodeni und Ulcus ventriculi ähnlich.

Letalität: Ulzera an der kleinen Kurvatur des Magens und der Bulbushinterwand führen wegen der Nähe großer Arterien häufiger zur massiven Blutung. Ulzera an dieser Stelle neigen auch zur frühen Rezidivblutung, die ihrerseits die Letalität stark erhöht.

Verlauf: Die frühe Rezidivblutung tritt zu 90 % innerhalb von 3 Tagen auf.

Chronische Blutung

Im Gegensatz zur akuten Blutung zeigt sich die chronische Blutung nicht durch Hypovolämie, sondern durch Anämie. In der Regel handelt es sich um eine Blutung aus kleinen Gefäßen.

Häufigkeit: 10–20% der Ulkuspatienten
Risikofaktoren:
- Antikoagulation
- Nichtsteroidale Antirheumatika
- Vorangegangene Blutung(en)

Letalität: 10–15% bei akuter Ulkusblutung
Risikofaktoren:
- Höheres Alter
- Schwere Begleiterkrankungen
- Massive Blutung

Verlauf:

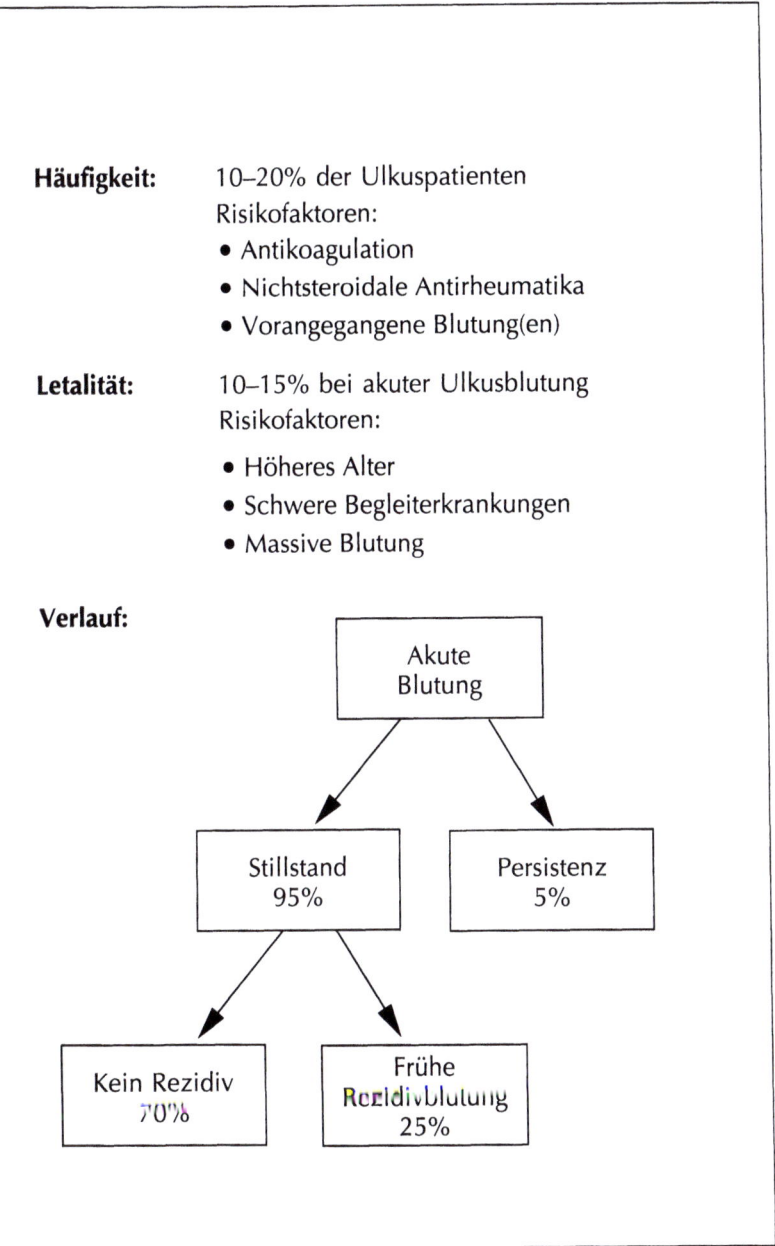

Perforation, Penetration, Stenose

Perforation

Die Perforation hat auch bei adäquater Behandlung eine hohe Letalität. Diese nimmt bei einem Intervall von > 24 h zwischen Perforationsereignis und Behandlungsbeginn rasch zu.

Es ist noch unklar, ob das perforierte Ulcus duodeni dieselbe Ursache hat wie das unkomplizierte Ulcus duodeni, denn in der einzigen Studie zu dieser Frage betrug der Anteil von H.-pylori-positiven Patienten mit perforiertem Ulcus duodeni nur rund 50 %, d.h. viel weniger als die sonst erwarteten 95 %.

Penetration

Die Häufigkeit der Penetration in Nachbarorgane (vor allem Pankreas und Leber) ist nicht genau bekannt. Die Penetration stellt meist einen intraoperativen Zufallsbefund dar. Klinisch kann sich sich durch einen Symptomwandel von intermittierenden zu andauerndem Schmerz anzeigen.

Stenose

Eine wesentliche Magenausgangsstenose liegt vor bei einer Magenretention und der Unmöglichkeit, den Pylorus mit dem Gastroskop zu passieren.

Man unterscheidet zwischen einer akut-entzündlichen und einer chronisch-fibrösen Stenose. Die chronisch-fibröse Stenose ist irreversibel und spricht auf konservative Therapie nicht an. Lange Ulkusanamnese und Gewichtsverlust sprechen für eine chronisch-fibröse Stenose.

Perforation

Häufigkeit: Ca. 5% der Ulkuspatienten

Risikofaktoren:
- Nichtsteroidale Antirheumatika
- Vorangegangene Ulkuskomplikationen
- Männliches Geschlecht
- Höheres Alter

Letalität: 5–10% der Perforationen

Risikofaktoren:
- Höheres Alter
- Schwere Begleiterkrankungen
- Langes Zeitintervall zwischen Perforation und Behandlung

Magenausgangsstenose

Häufigkeit: ca. 3% der Ulkuspatienten

Lokalisation: 80% im Duodenum
10% im Pylorus
10% im Magen

Diagnostik

Übersicht

Basisdiagnostik

Meist lenken Beschwerden den Verdacht auf ein Ulkus, aber auch als Ursache einer Blutung oder Anämie ist ein Ulkus zu bedenken. Zur Diagnose ist eine morphologische Untersuchung erforderlich. Hierbei ist die Endoskopie der Röntgenuntersuchung überlegen, weil sie zuverlässiger ist und Biopsien für die histologische Untersuchung und den Nachweis von H. pylori sowie den Ausschluß eines Malignoms ermöglicht.

Zusatzdiagnostik

Die serologische Untersuchung auf H. pylori kann den Ureasetest ersetzen, wenn dieser bei der Endoskopie nicht durchgeführt wurde oder der Verdacht auf ein falsch-negatives Testergebnis besteht. Bei manchen Patienten ist eine zusätzliche Diagnostik des Regelkreises Gastrin – Säuresekretion erforderlich. Bei Verdacht auf Perforation werden eine Thorax- und Abdomenübersichtsaufnahme angefertigt, wenn möglich im Stehen, sonst in Linksseitenlage.

Basisdiagnostik

- Anamnese (Frage nach NSAR!), körperliche Untersuchung
- Endoskopie (Ulkus, Zusatzbefunde)
- Histologie (Dignität, Gastritis)
- Ureasetest (H. pylori)
- Kleines Labor (Hämoglobin, Gerinnung)

Zusatzdiagnostik	**bei**
H.-pylori-Serologie	unterlassenem oder zweifelhaftem Ureasetest
Gastrinbestimmung, Gastrinstimulation (Sekretintest)	Verdacht auf Gastrinom
Säuresekretionsanalyse	Hypergastrinämie, Therapieeinstellung bei Gastrinom
Übersichtsaufnahme von Thorax und Abdomen	Verdacht auf Perforation
Kontrastmitteluntersuchung von Magen und Duodenum	unklarer Anatomie (Stenose, Magenoperation)

Symptomatik

Unkompliziertes Ulkus

Die Symptomatik ist unzuverlässig. Der klassische Nüchternschmerz im Epigastrium ist zwar ziemlich spezifisch, aber recht selten. Auch der epigastrische Druckschmerz ist ein unzuverlässiges Zeichen.

Blutung

Hämatemesis: Erbrechen von rotem Blut.

Kaffeesatzerbrechen: „Kaffeesatz" ist durch Säure in schwarzes Hämatin umgewandeltes Hämoglobin.

Blutstuhl: Abgang von rotem, evtl. koaguliertem Blut.

Teerstuhl: (Meläna): Bakteriell im Darm umgewandeltes Blut (schwarz, breiig, klebrig, typischer Geruch).

Bei akuter Blutung nehmen Hämoglobinwert und Hämatokrit erst im Verlauf von Stunden ab. Daher sind diese Parameter initial ungeeignet, um die Schwere der Blutung abzuschätzen.

Perforation

Die freie Perforation in die Bauchhöhle verursacht fast immer akuten Schmerz und führt zu einem akuten Abdomen mit diffuser Peritonitis.

Symptomatik

Symptome bei unkompliziertem Ulkus

1/3 typisch
- epigastrischer Schmerz
- bohrender Schmerz
- Bezug zum Essen
  (nüchtern oder postprandial)

1/3 untypisch
- epigastrischer Druck
- Völlegefühl
- Übelkeit, Erbrechen

1/3 keine

Hinweise auf Komplikation

Hinweis	Komplikation
Rezidivierendes Erbrechen	Magenausgangsstenose
Hypo- oder normochrome Anämie	Chronische Blutung
Hämatemesis, Kaffeesatzerbrechen, Teerstuhl, Blutstuhl, Schock	Akute Blutung
Lokaler Peritonismus + Entzündungszeichen	Gedeckte Perforation
Akutes Abdomen	Freie Perforation

Diagnostik

Endoskopie

Bei der Endoskopie können Ösophagus, Magen und Duodenum beurteilt werden. Außerdem ist die Entnahme von Biopsien und Bürstenzytologie möglich. Bei einer Ulkusblutung können Quelle, Aktivität und Rezidivwahrscheinlichkeit der Blutung beurteilt werden. Der bioptische Nachweis einer Gastritis ist entbehrlich.

Indikationen

Vor Therapiebeginn sollen das peptische Ulkus und der H.-pylori-Status gesichert sein. Eine Abheilungskontrolle ist beim Ulcus ventriculi immer, bei Ulcus duodeni nur bei persistierenden Beschwerden erforderlich, außerdem nach Ulkuskomplikationen.

Indikationen und Aussage der Endoskopie

- Ulzera in Magen und Duodenum?
- Helicobacter pylori?
- Malignom?
- Stenose?
- Blutungsquelle (Risikoabschätzung)?
- Andere Befunde?

Diagnostik

Nachweis von Heliobacter pylori

Alle hier aufgeführten Tests haben eine Sensitivität und eine Spezifität von 90–95%.

Methode	Test invasiv	Resultat rasch verfügbar	Prozedur einfach[a]	Preis	Bemerkung
Urease-Schnelltest[b]	Ja	Ja	Ja	+	Empfohlene Methode im Normalfall
Histologie	Ja	Nein	Ja	+++	Ermöglicht gleichzeitig weitere Diagnostik (z.B. Gastritis)
Kultur[b]	Ja	Nein	Nein	+	Resistenzbestimmung möglich
^{13}C-Harnstoff-Atemtest	Nein	Nein	Ja	+++	Zur Therapiekontrolle gut geeignet; keine Radioaktivität
Serologie	Nein	Nein	Ja	+	Siehe unten[c]

[a] Bezieht sich auf notwendige Manipulation in Praxis/Endoskopieraum.
[b] Auch mit Bürstenmaterial durchführbar (z.B. bei Kontraindikation für Biopsie).
[c] Der IgG-Antikörpertiter sinkt individuell variabel über 1–2 Jahre nach H.-pylori-Eradikation. Somit ist der Titerverlauf zur Thrapiekontrolle ungeeignet. Er kann dagegen hilfreich sein, wenn z.B. bei einer Notfallendoskopie der Ureasetest unterblieben ist oder der Verdacht auf ein falsch-negatives Resultat besteht.

Wichtigste Gründe falsch-negative Helicobacter-pylori-Testresultate

Test	Grund
Aller außer Serologie	Geringe Dichte von H. pylori: zu frühe Kontrolle nach erfolgloser Eradikation; H.-pylori-Suppression unter/nach Therapie mit Antibiotika, Wismuth-Präparaten, starken Säuresekretionshemmern (z.B. Omeprazol)
Ureasetest, Histologie	Biopsie aus intestinaler Metaplasie
Kultur	In H.-pylori-Kultur unerfahrenes Labor
Serologie	Immuninkompetenz

Nachweis von Heliobacter pylori

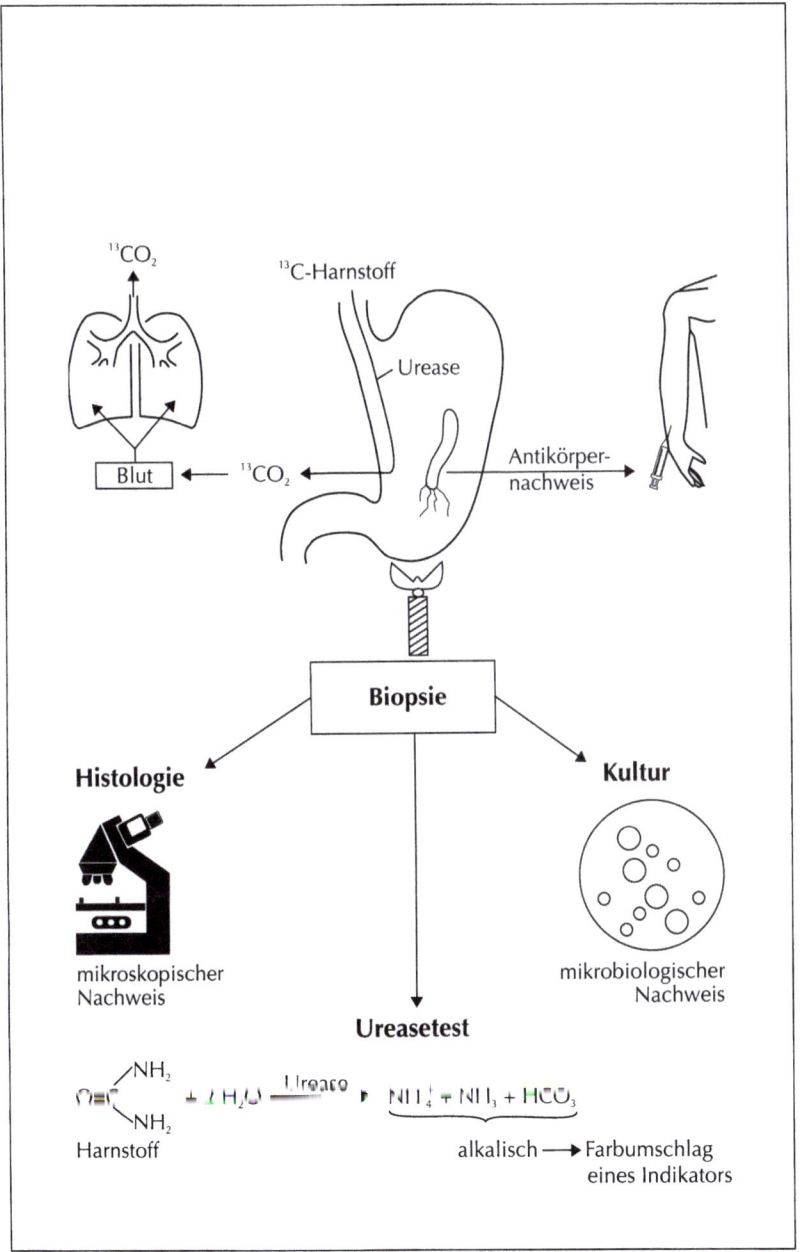

Diagnostik

Zollinger-Ellison-Syndrom (Gastrinom mit Ulkuskrankheit)

Meist sind es Ulcera duodeni, typischerweise multipel und postbulbär gelegen, die sich durch Komplikationen, schlechte Heilungsneigung und häufige Rezidive auszeichnen. In etwa 40 % der Fälle besteht das Gastrinom im Rahmen einer multiplen endokrinen Neoplasie (MEN Typ I), die weitere Abklärungen verlangt. Zum Zeitpunkt der Diagnose finden sich in etwa 60 % Metastasen.

Gastrinbestimmung und Sekretintest

Vor der Messung des Nüchtern-Serumgastrins müssen H_2-Blocker 1 Tag, Protonenpumpenblocker 1 Woche abgesetzt werden.

Sekretin hemmt die Gastrinfreisetzung aus der normalen Gastrinzelle, führt aber zu einer abnorm starken Freisetzung aus einem Gastrinom. Bei geringem Komplikationsrisiko sollten Protonenpumpenblocker etwa 1 Woche vorher durch H_2-Blocker ersetzt werden.

Da bei der Ulkuskrankheit, vor allem unter Therapie mit Protonenpumpenblockern, häufig ein leicht erhöhtes Serumgastrin gefunden wird, empfiehlt es sich, bei Verdacht auf Gastrinom direkt einen Sekretintest durchzuführen.

Die Existenz der sog. antralen G-Zell-Überfunktion ist zweifelhaft. Dabei soll Nahrung zu einer abnorm starken Gastrinausschüttung führen.

Säuresekretionsanalyse

Über eine Magensonde wird der Magensaft des nüchternen Patienten gesammelt. Die Proben werden basal und nach maximaler Stimulation mit Pentagastrin gesammelt und auf pH 7 titriert. Daraus werden die Sekretionsraten berechnet. Vor der Messung müssen H_2-Blocker 1 Tag, Protonenpumpenblocker 1 Woche abgesetzt werden.

Für ein Gastrinom verdächtig ist eine hohe Basalsekretion (> 15 mmol/h) und noch mehr eine fehlende Stimulierbarkeit der Säuresekretion (Basalsekretion > 60% der Peak-Sekretion).

Beim inoperablen Gastrinom wird heute kaum mehr total gastrektomiert. Medikamentös wird die basale Säuresekretion auf <10 mmol/h eingestellt.

Zollinger-Ellison-Syndrom (Gastrinom und Ulkuskrankheit)

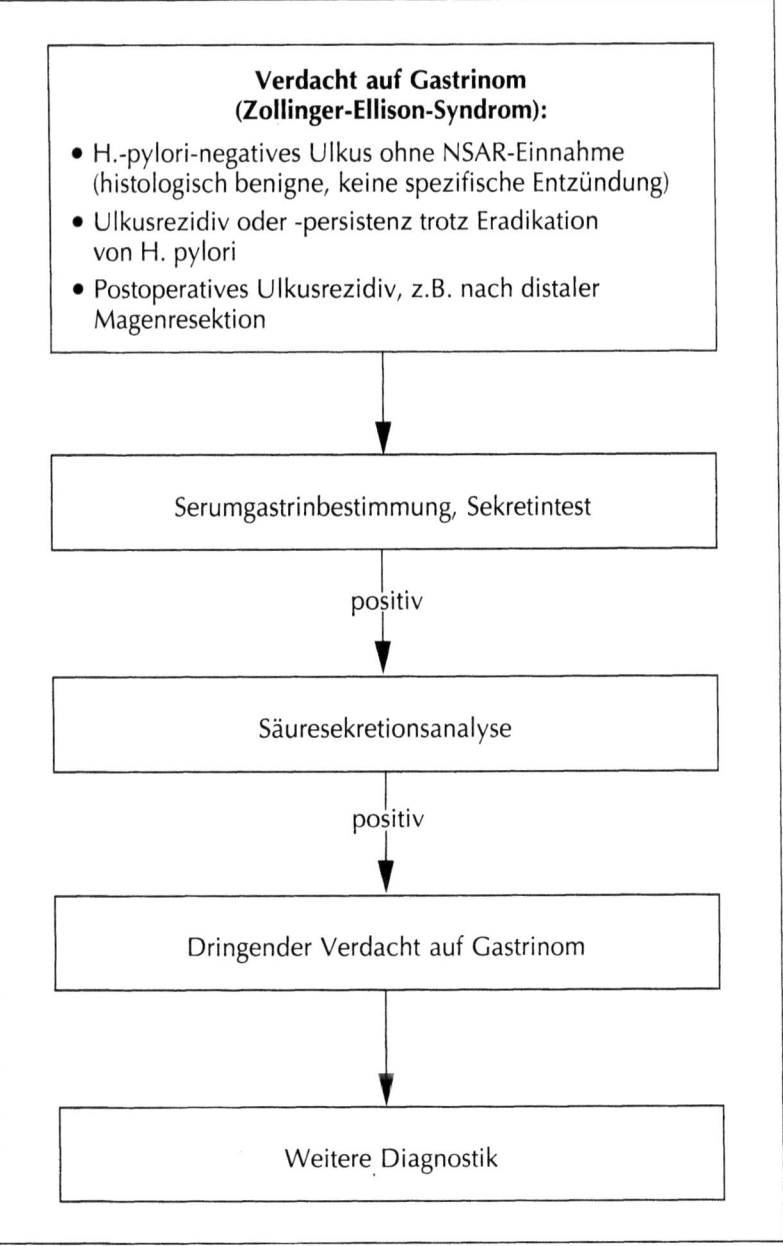

Verdacht auf Gastrinom (Zollinger-Ellison-Syndrom):
- H.-pylori-negatives Ulkus ohne NSAR-Einnahme (histologisch benigne, keine spezifische Entzündung)
- Ulkusrezidiv oder -persistenz trotz Eradikation von H. pylori
- Postoperatives Ulkusrezidiv, z.B. nach distaler Magenresektion

↓

Serumgastrinbestimmung, Sekretintest

positiv ↓

Säuresekretionsanalyse

positiv ↓

Dringender Verdacht auf Gastrinom

↓

Weitere Diagnostik

Therapieziele und Therapiemittel

Übersicht

Therapieziele

In der Regel wird die Beschwerdefreiheit lange vor der Ulkusheilung erreicht. Eine Ulkuskomplikation ist ein Hinweis für wiederholte Komplikationen bei den nächsten Ulkusschüben. Eine Rezidivprophylaxe ist deshalb bei diesen Patienten angezeigt.

Eine außerordentlich wirksame Rezidivprophylaxe wird beim *H.-pylori-bedingten Ulkus* durch die erfolgreiche einmalige Behandlung des H. pylori erreicht. Der Wert dieser Therapie ist jetzt so gut gesichert, daß grundsätzlich alle Patienten mit H.-pylori-bedingtem Ulkus so behandelt werden sollten.

Therapiemittel

Allgemeine Maßnahmen: Mit der Verfügbarkeit sehr wirksamer Ulkusmedikamente haben die allgemeinen Maßnahmen zur Beschleunigung der Ulkusheilung und der Verhinderung der Ulkusrezidive an Bedeutung verloren.

Medikamente: Das ideale Ulkusmedikament sollte die Ulkusheilung beschleunigen, Beschwerden rasch beseitigen, Komplikationen verhüten, die Rezidivneigung reduzieren, keine wesentlichen Nebenwirkungen haben, wissenschaftlich sorgfältig untersucht, einfach einzunehmen, ohne unangenehmen Geschmack oder Geruch und kostengünstig sein. Die H.-pylori-Behandlung kommt diesem Ideal nahe, allerdings nur für das H.-pylori-bedingte Ulkus. Vom Ideal weit entfernt ist die Therapie und noch mehr die Prophylaxe der NSAR-induzierten Ulzera.

Endoskopische Therapie: Die endoskopische Therapie blutender Ulzera hat sich in den letzten Jahren als wirksame Maßnahme erwiesen.

Operation: Dank Verbesserung der medikamentösen und endoskopischen Ulkustherapie wird heute fast nur noch (und auch dort immer seltener) bei Komplikationen operiert.

Therapieziele

- Ulkusheilung und Beschwerdefreiheit
- Verhinderung/Beseitigung von Komplikationen
- Rezidivfreiheit

Therapiemittel

- Allgemeine Maßnahmen
- Medikamente
  - Säurehemmer
  - Antimikrobielle Substanzen
  - „Mukosaprotektive" Substanzen
- Endoskopische Therapie der akuten Blutung
- Operation

Allgemeine Maßnahmen

Zusätzliche Medikamente

Unter nichtsteroidalen Antirheumatika neigen Ulzera zu Komplikationen und heilen wahrscheinlich verzögert ab. Eine Antikoagulation ist bei der Ulkuskrankheit nicht absolut kontraindiziert. Die Indikation muß aber besonders streng gestellt werden.

Nikotin

Es ist sicher, daß beim Zigarettenraucher Ulcera duodeni langsamer heilen und bei persistierendem H. pylori früher rezidivieren. Ferner ist beim Raucher eine Dualtherapie gegen H. pylori mit Amoxicillin und Omeprazol weniger wirksam als beim Nichtraucher. Der vollständige Verzicht auf das Zigarettenrauchen ist somit anzustreben, wenn auch eine sofortige positive Wirkung auf den Verlauf der Ulkuskrankheit nicht direkt nachgewiesen ist.

„Kleine" Psychotherapie

Bei psychischen Belastungen und Konfliktsituationen in Familie und Beruf stellt die Beratung durch den Hausarzt eine wichtige Unterstützung dar.

Ernährung

Es gibt keine Ulkusdiät mehr.

Sinnvolle Maßnahmen

- **Ulzerogene Medikamente (nichtsteroidale Antirheumatika) meiden**
- Indikation einer Antikoagulation überprüfen
- Nikotinabstinenz
- Auf psychische Probleme des Patienten eingehen

Meist nicht sinnvolle Maßnahmen

- „Ulkusdiät"
- Verbot von Tee, Kaffee und anderen koffeinhaltigen Getränken
- Stationäre Behandlung bei unkompliziertem Ulkus
- Verbot eines „vernünftigen" Alkoholgenusses

Therapieziele und Therapiemittel

Medikamente: „Klassische" Ulkustherapeutika

Die Heilungsraten der meisten Ulkusmedikamente beträgt beim Ulcus duodeni 80–95% in 2–4 Wochen, beim Ulcus ventriculi 60–85% in 4–8 Wochen. Eine alleinige Therapie mit Säuresekretionshemmern wird heute fast nur noch bei H.-pylori-negativen Ulzera durchgeführt. Beim H.-pylori-positiven Ulkus wird in der Regel sogleich antimikrobiell behandelt, und Sekretionshemmer werden dabei auch zur Verbesserung der Wirkung der Antibiotika gegeben.

Säurehemmer

H_2-Blocker: Die Unterschiede zwischen den verschiedenen H_2-Blockern sind gering. Für die Wirkung unwichtig ist, ob das Dosierungsintervall 12 oder 24 h beträgt.

Protonenpumpenblocker: Sie hemmen direkt die Säurepumpe (s. S. 6). Die Säurehemmung von Omeprazol ist dosisabhängig; bei 20 oder 40 mg täglich kommt es nur bei einer Minderzahl der Patienten zu einer vollständigen Hemmung. Therapierefraktäre Ulzera sind unter entsprechender Dosierung nahezu unbekannt, sogar beim Gastrinom (Zollinger-Ellison-Syndrom). Eine lang dauernde starke Säurehemmung ist höchstwahrscheinlich unbedenklich. Die neueren Protonenpumpenhemmer Lansoprazol und Pantoprazol unterscheiden sich vermutlich nicht wesentlich von Omeprazol; seltene unerwartete Nebenwirkungen sind jedoch entsprechend der geringeren Erfahrung nicht ausgeschlossen.

Prostaglandin e: Prostaglandine vermindern die Säuresekretion über eine Hemmung der cAMP-Bildung in der Parietalzelle. Misoprostol beschleunigt die Ulkusheilung vermutlich ausschließlich über eine Hemmung der Magensäuresekretion. Der Wirkungsmechanismus, wie Misoprostol Ulzera unter NSAR-Therapie verhindert, ist nicht klar. Nebenwirkungen von Misoprostol sind Diarrhö, Bauchkrämpfe und Abort.

Antazida: Antazida können die Absorption anderer Medikamente hemmen.

Mukosaprotektive Substanzen

Sucralfat: Dieses Aluminiumsalz von sulfatierter Saccharose wirkt nicht auf die Azidität des Magens und wird nur zu einem sehr geringen Teil absorbiert. Der Wirkungsmechanismus ist nicht sicher bekannt.

Auch *kolloidales Wismuth* (z.B. Wismuth-Subzitrat) besitzt wahrscheinlich mukosaprotektive Eigenschaften, die bei seiner (den H_2-Blockern vergleichbaren) ulkusheilenden Wirkung eine Rolle spielen. Entscheidend ist aber wohl seine hemmende Wirkung auf H. pylori, die allerdings nur in Kombination mit Antibiotika genügt. Wismuth verfärbt den Stuhl dunkelgrau. Die geringen Mengen an Wismuth, die absorbiert werden, akkumulieren im Körper; Wismuthpräparate sind deshalb für die Langzeittherapie ungeeignet.

Sucralfat und *Wismuthpräparate* können (wie die Antazida) die Absorption anderer Medikamente hemmen

Medikamente: „Klassische" Ulkustherapeutika

Wirk-mechanismus • Substanzen	Eignung in der Schubtherapie		Eignung als Langzeittherapie in der Primär- oder Rezidivprophylaxe	
	Ulcus duodeni Ulcus ventriculi ohne fortgesetzte NSAR-Therapie	Ulcus ventriculi mit fortgesetzter NSAR-Therapie	Ulcus duodeni; Ulcus ventriculi ohne fortgesetzte NSAR-Therapie	Ulcus ventriculi mit fortgesetzter NSAR-Therapie
Sekretions-hemmer				
H_2-Blocker • Cimetidin • Ranitidin • Famotidin • Nizatidin • Roxatidin	Sehr gut	NU	Gut	Ungenügend
Protonenpum-penblocker • Omeprazol	Sehr gut	Gut	Sehr gut	Wahrsch. gut
• Lansoprazol • Pantoprazol	sehr gut sehr gut	NU NU	NU NU	NU NU
Prostaglandine • Misoprostol	Mäßig	Mäßig	Mäßig	Mäßig bis gut
Säure-neutralisation				
• Antazida	Mäßig	NU	Unbefriedigend	NU
„Mukosa-protektion"				
• Sucralfat	Gut	NU	UD: Mäßig UV: NU	Ungeeignet
• Wismuth-Salze (Subzi-trat, Salicylat, Subnitrat etc.)	Gut	NU	Ungeeignet	Ungeeignet

NU nicht oder ungenügend untersucht, *NSAR* nichtsteroidale Antirheumatika, *UD* Ulcus duodeni, *UV* Ulcus ventriculi

Medikamente: Antimikrobielle Behandlung des Helicobacter pylori

Das H.-pylori-assoziierte Ulkus wird heute in der Regel antimikrobiell behandelt. Das ideale Therapieschema ist noch nicht klar, obwohl derzeit weit über 100 verschiedene Varianten geprüft worden sind, meistens allerdings in Studien mit kleiner Fallzahl. Die hier angegebenen werden momentan am meisten verwendet.

Diagnostik vor und nach Therapie

Vor einer Anti-H.-pylori-Therapie muß ein aktueller H.-pylori-Infekt nachgewiesen sein (s. S. 36). Eine H.-pylori-Therapiekontrolle ist bei jedem Ulkuskranken anzustreben. Der H.-pylori-Test soll frühestens 1 Monat nach Ende jeglicher Anti-H.-pylori-Therapie (Antibiotika, Wismuth, Protonenpumpenblocker) durchgeführt werden.

Resistente Helicobacter-pylori-Stämme

Eine primäre Resistenz auf Metronidazol vermindert die Erfolgsrate der klassischen Tripeltherapie auf etwa die Hälfte. Bei der in Mitteleuropa aufgewachsenen Bevölkerung finden sich in etwa 30 % Metronidazol-resistente H.-pylori-Stämme; bei Patienten aus Entwicklungsländern sind Resistenzen noch häufiger. Resistenzen auf Amoxicillin sind unbekannt.

Erfolg der Anti-Helicobacter-pylori-Therapie

Die H.-pylori-Eradikationsraten fallen je nach Studie sehr unterschiedlich aus. Für den Therapieerfolg entscheidend ist die regelmäßige Medikamenteneinnahme. Der Therapieerfolg ist bei Rauchern unter Dualtherapie mit Amoxicillin und Omeprazol um etwa 20 % geringer als bei Nichtrauchern. Dieses Problem existiert nicht für die andern hier erwähnten Therapieschemata.

Heliobacter-pylori-Reinfektion und Ulkusrezidiv

Nach erfolgreicher Therapie ist in den ersten Jahren mit einem erneuten Nachweis von H. pylori in 0,5–2 % pro Jahr zu rechnen; dieser Wert gilt für westlich zivilisierte Länder. Ein großer Teil der „Reinfekte" entspricht vermutlich einem Wiederaufleben eines nur vorübergehend unterdrückten Infektes. Mit dem Wiederauftreten des H. pylori kehrt auch das Risiko für ein Ulkusrezidiv zurück. Bei den sehr seltenen Ulkusrezidiven ohne H.-pylori-Rezidiv muß nach einer anderen Ursache der Ulkuskrankheit gesucht werden.

Medikamente: Antimikrobielle Behandlung des Heliobacter pylori

Wichtigste Therapieschemata

A Amoxicillin, C Clarithromycin, M Metronidazol (alternativ: Tinidazol), O Omeprazol, T Tetrazyklin (nicht Doxycyclin), Wi Wismuth-Subzitrat

	Tripeltherapien		Dualtherapien	
Therapiedauer (Tage)	14	7	14[a]	14
Medikamente (Tagesdosen in mg)	Wi 4x120[b] +M 4x250 +T 4x500[c]	O 1–2x20 +C 2x250 +M 2x400–500	O 2x20 +A 2x1000 oder 3x750	O 2x20 +C 2–3x500
Therapieerfolg	80–90%[d]	85–95%	60–80%	60–80%
Gute Verträglichkeit	+	+	++	+
Einfache Medikamenteneinnahme[e]	+	+++	++	+
Günstiger Preis	++	+++	++	+

[a] Kann bei Blutung oder Stenose parenteral begonnen werden: Omeprazol 80 mg als Bolus, dann 40 mg alle 8 h, plus Amoxicillin 3x2 g i.v.
[b] Gilt für Wismuth-Subzitrat; bei Wismuth-Subsalicylat 3x600 mg.
[c] Alternativ zu Tetrazyklin: A 2x1000 oder A 3x750 oder Erythromycin 3x500 oder 2x1000.
[d] Bei Resistenz auf Metronidazol: Verminderung des Therapieerfolges auf 30–50%
[e] Medikamentenzahl, Tablettenzahl, Anzahl Tabletteneinnahmen, Therapiedauer

Notfallendoskopie und endoskopische Blutstillung

Die Notfallendoskopie erlaubt eine sichere Lokalisation der Blutungsquelle und Abschätzung der Prognose. Der wichtigste Aspekt der Notfallendoskopie ist die endoskopische Blutstillung.

Die endoskopische Behandlung des blutenden Ulkus oder des Ulkus mit nicht blutendem Gefäßstumpf vermindert das Risiko der weiteren Blutung, die Notwendigkeit einer operativen Blutstillung und die Letalität auf etwa die Hälfte. Prognostisch ungünstig ist die Ulkuslokalisation an der Bulbushinterwand und an der kleinen Kurvatur des Magens wegen der dort gelegenen großen Arterien.

Die Injektionsbehandlung ist technisch einfacher, komplikationsärmer und billiger als alle anderen Verfahren. Die Apparatur ist zudem viel weniger aufwendig und transportabel. Initial werden ca. 10 ml Adrenalin 1 mg/10 ml in 3-4 Depots um die Blutungsquelle infiltriert, danach mit einem Verödungsmittel sklerosiert.

Die Fibrinklebung ist der Sklerosierung nicht überlegen, aber teurer und aufwendiger. Alle Koagulationsverfahren können zur Perforation führen, insbesondere Laser und Elektrokoagulation. Die endoskopische Setzung eines Clips auf den Gefäßstumpf hat nicht überzeugt.

Medikamentöse Blutstillung

Die Behandlungsergebnisse mit intravenös verabreichten Medikamenten wie Somatostatin, Tranexamsäure, Vasopressin und Sekretin zur Blutstillung und Prophylaxe der Rezidivblutung sind nicht überzeugend. Dasselbe gilt für H_2-Blocker und Protonenpumpenblocker. Hingegen sollte sofort eine medikamentöse Therapie zur Ulkusheilung begonnen werden.

Notfallendoskopie und endoskopische Blutstillung

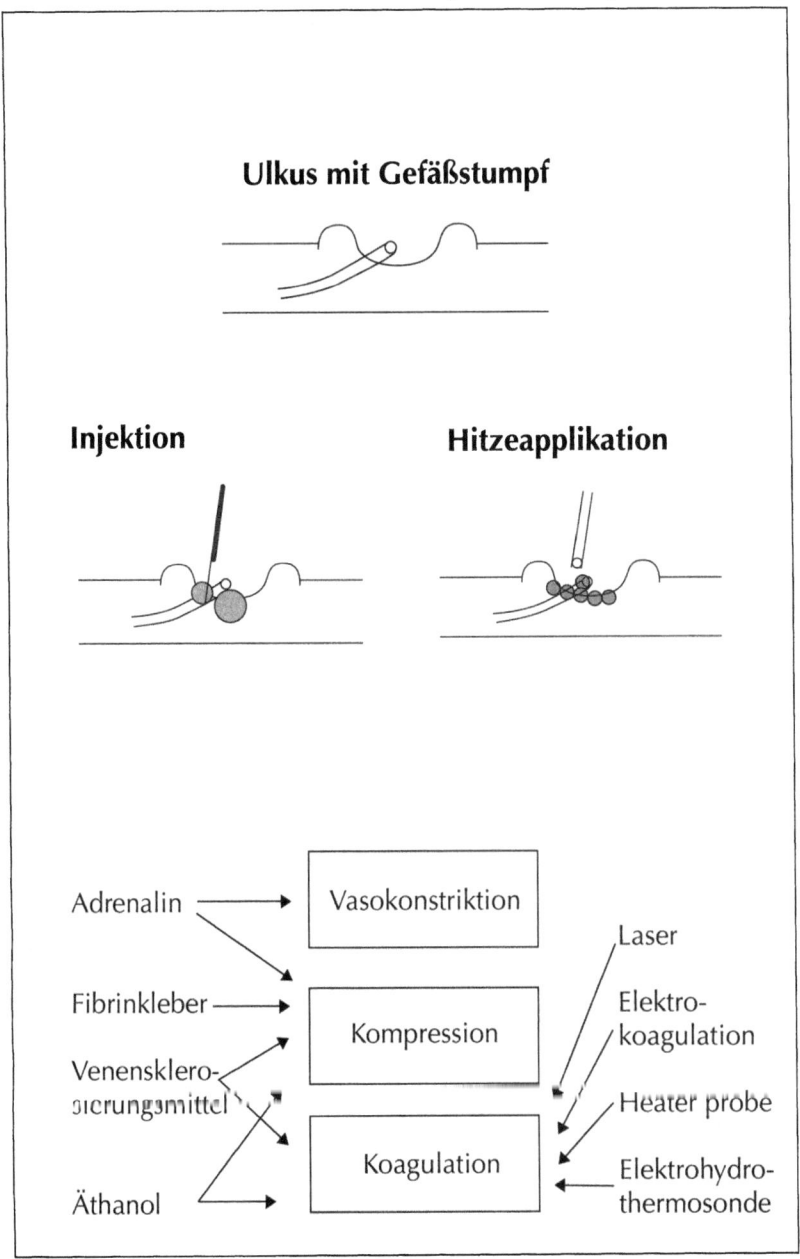

Operationsverfahren

Die elektiven Operationen, wie sie vor der „Helicobacter-Aera" zur Ulkusheilung oder zur Rezidivprophylaxe durchgeführt wurden, haben praktisch keine Bedeutung mehr. Operiert wird heute fast nur noch bei mit anderen Mitteln nicht beherrschbaren Komplikationen. Dabei wird der Eingriff möglichst gering gehalten: Bei der akuten Ulkusblutung wird eine Umstechung vorgenommen, ein perforiertes Ulcus duodeni wird übernäht, ein perforiertes Ulcus ventriculi exzidiert und übernäht.

Vagotomie Eine wirksame Vagotomie vermindert die Säuresekretion um etwa 50%.

Bei der trunkulären (TV) und selektiv-gastrischen Vagotomie (SGV) wird der ganze Magen denerviert. Die dadurch bedingte Störung der Magenentleerung erfordert eine Drainageoperation (meist Pyloroplastik). Bei der proximal-gastrischen Vagotomie (PGV, proximal-selektive Vagotomie) bleibt das Antrum innerviert, und eine Drainagoperation ist überflüssig, sofern keine Magenausgangsstenose vorliegt. Das Ulcus ventriculi muß exzidiert werden.

Die Vagotomien haben eine geringe Letalität (< 1%). Chronische Störungen wie Dumping, Durchfall und Galleerbrechen sind nach TV viel häufiger (20–30%) als nach SGV oder gar PGV. Die Rezidivrate ist abhängig von der Vollständigkeit der Vagotomie und der Ulkuslokalisation. Sie beträgt innerhalb von 10 Jahren 15–30%.

Resektion. Die Antrektomie eliminiert die Gastrinstimulation der Säuresekretion; ausgedehntere Resektionen reduzieren zusätzlich die Belegzellmasse.

Zur Verminderung des Gallerefluxes kann als Alternative zur Billroth-II-Rekonstruktion eine Roux-Y-Schlinge angelegt werden. Vorteile dieses Verfahrens sind allerdings nicht gesichert; diese Operation kann deshalb bei der Ulkuskrankheit nicht als Standardverfahren gelten.

Resektionen haben mit etwa 2% eine höhere Letalität als Vagotomien. Chronische postoperative Störungen kommen in 15–30% der Fälle vor. Dagegen ist die Rezidivrate mit 5% nach B II, bzw. 10–15% nach B I geringer. Das Risiko für ein Magenkarzinom ist nach B II erhöht.

Vagotomie und Resektion. Kombinierte Verfahren (in der Regel Antrektomie mit SGV) haben mit etwa 2% beim Ulcus duodeni innerhalb von 5 Jahren die geringste Rezidivrate. Letalität und chronische Morbidität entsprechen derjenigen der Resektion.

Operationsverfahren

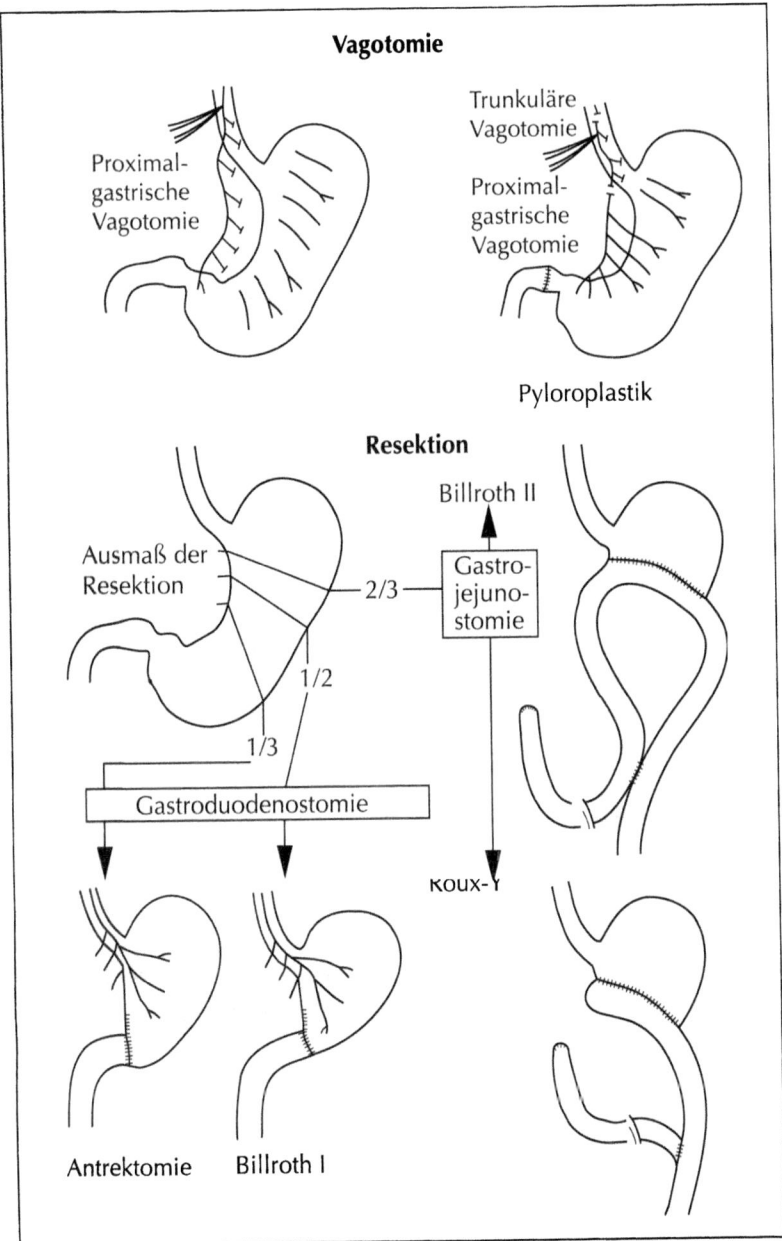

Praktische Therapie

Therapie des unkomplizierten Ulkus

Nachweis von Helicobacter pylori

Bei NSAR-negativen Ulzera ist zumindest beim Ulcus duodeni das Vorliegen von H. pylori so wahrscheinlich, daß ein negativer Ureasetest angezweifelt werden muß. In diesen Fällen können andere Nachweismethoden weiterhelfen, in erster Linie die Serologie. Ein Verzicht auf den Nachweis von H. pylori ist problematisch, weil dann der Eradikationserfolg und damit die Risikoverminderung für ein Rezidiv nicht überprüfbar ist. Die In-vitro-Resistenzprüfung läßt sich wegen ihrer geringen praktischen Bedeutung meist nicht rechtfertigen.

Therapie des unkomplizierten Ulkus

Das unkomplizierte Ulkus wird fast immer ambulant behandelt. Die Patienten sind in der Regel während der Therapie voll arbeitsfähig. Wird ein Patient trotz Abheilung des Ulkus nicht beschwerdefrei, so ist nach anderen Ursachen für die Beschwerden zu suchen. Die Therapie mit Sekretionshemmern wird beim Ulcus duodeni in der Regel über 2–4, bei Ulcus ventriculi über 4–8 Wochen durchgeführt.

Nichtsteroidale Antirheumatika

Wenn deren Einnahme nicht beendet werden kann, ist die Wirksamkeit der H_2-Blocker auf die Ulkusheilung vermindert. Omeprazol ist in der Therapie des Ulcus ventriculi unter fortgesetzter NSAR-Behandlung wirksamer, insbesondere wenn es in doppelter Dosis (40 mg täglich) gegeben wird. Eine Dosisreduktion der NSAR soll versucht werden.

Ulkusrezidive unter medikamentöser Dauertherapie und nach Ulkusoperation

Bei H.-pylori-Nachweis ist eine Eradikationstherapie durchzuführen. Ansonsten wird mit Sekretionshemmern in der angegebenen Dosis behandelt. Ulzera nach Billroth-II-Resektion heilen langsamer und neigen vermehrt zu Komplikationen.

Therapie des unkomplizierten Ulkus

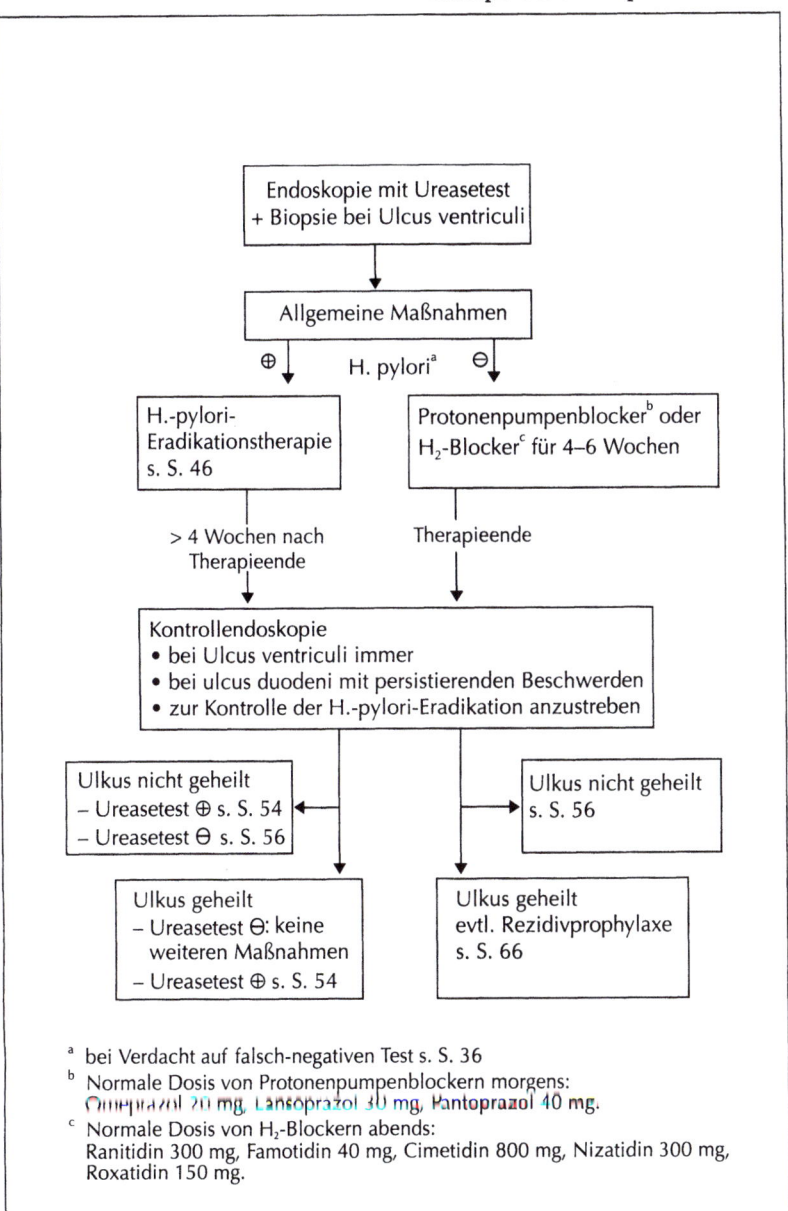

[a] bei Verdacht auf falsch-negativen Test s. S. 36
[b] Normale Dosis von Protonenpumpenblockern morgens:
Omeprazol 20 mg, Lansoprazol 30 mg, Pantoprazol 40 mg.
[c] Normale Dosis von H_2-Blockern abends:
Ranitidin 300 mg, Famotidin 40 mg, Cimetidin 800 mg, Nizatidin 300 mg, Roxatidin 150 mg.

Erfolglose Eradikationstherapie

Wiederauftreten von Helicobacter pylori

Tritt nach erfolgreicher Eradikationstherapie erneut ein H.-pylori-positives Ulkus auf, so wird erneut eradiziert. Wahrscheinlich hat in diesen Fällen keine echte Eradikation vorgelegen, sondern die Eradikationskontrolle verlief falsch-negativ.

Nichtsteroidale Antirheumatika

Das gleichzeitige Vorkommen von H. pylori und NSAR-Einnahme ist speziell bei der älteren Bevölkerung häufig.

Es ist unklar, ob die Eradikation von H. pylori bei fortgesetzter NSAR-Einnahme weitere Ulzera verhindert. Dies ist beim Ulcus duodeni wahrscheinlicher als beim Ulcus ventriculi. Daher ist auch nach erfolgreicher Eradikationstherapie eine medikamentöse Rezidivprophylaxe zu erwägen, insbesondere nach kompliziertem Ulcus ventriculi.

Erfolglose Eradikationstherapie

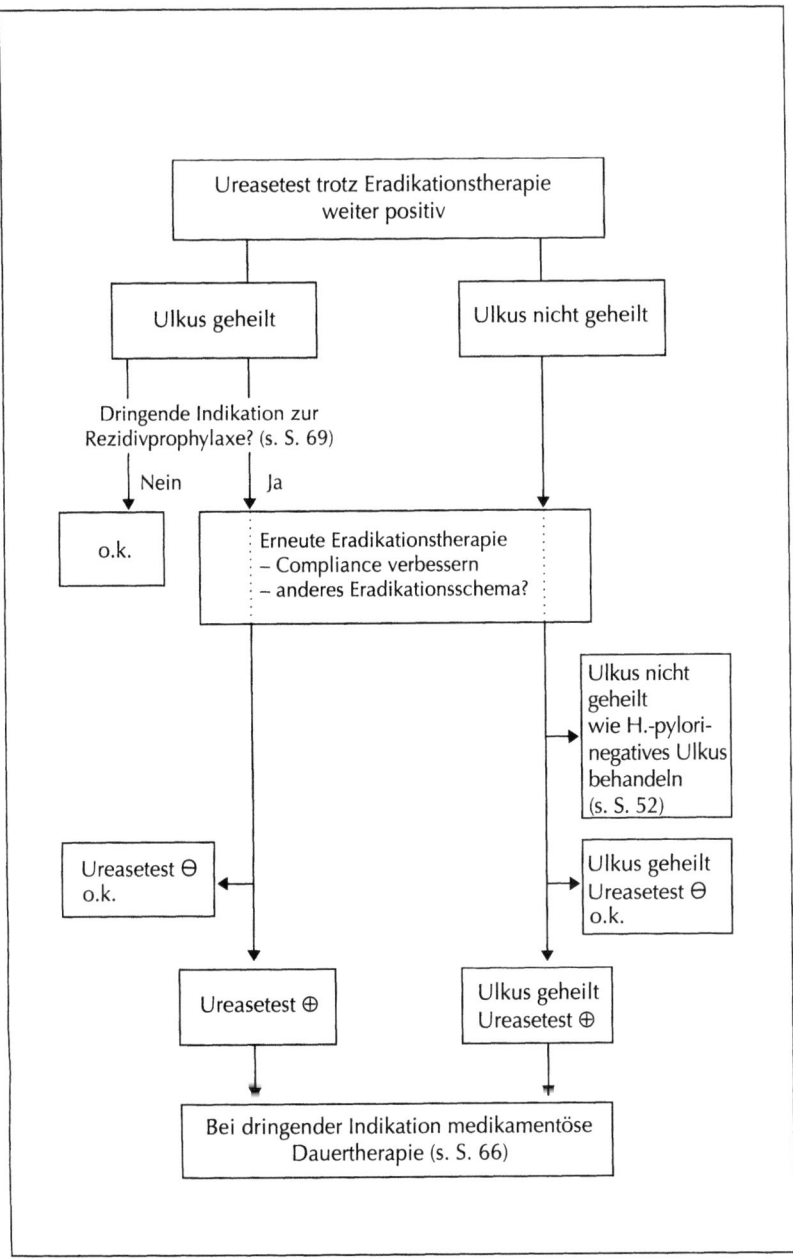

Verzögerte Heilung

Seit Einführung der Protonenpumpenblocker lassen sich fast alle Ulzera in 2 Monaten heilen. Ist ein Ulkus nach 2- bis 3monatiger Therapie nicht geheilt, muß auch nach seltenen Ursachen gesucht werden. Auch Ulcera duodeni sollten dann biopsiert werden, um ein Malignom (z.B. einwachsendes Pankreaskarzinom) oder einen M. Crohn auszuschließen. Da auch maligne Veränderungen unter potenter antisekretorischer Therapie vollständig epithelialisiert werden können, sind beim Ulcus ventriculi bei jeder Kontrollendoskopie Biopsien obligatorisch.

Andere Maßnahmen

Die folgenden Maßnahmen bringen keine zusätzlichen Vorteile: Wechsel von einem Protonenpumpen- bzw. H_2-Blocker auf einen anderen, Kombination eines Sekretionshemmers mit Sucralfat, Misoprostol oder einem Antazidum.

Verzögerte Heilung

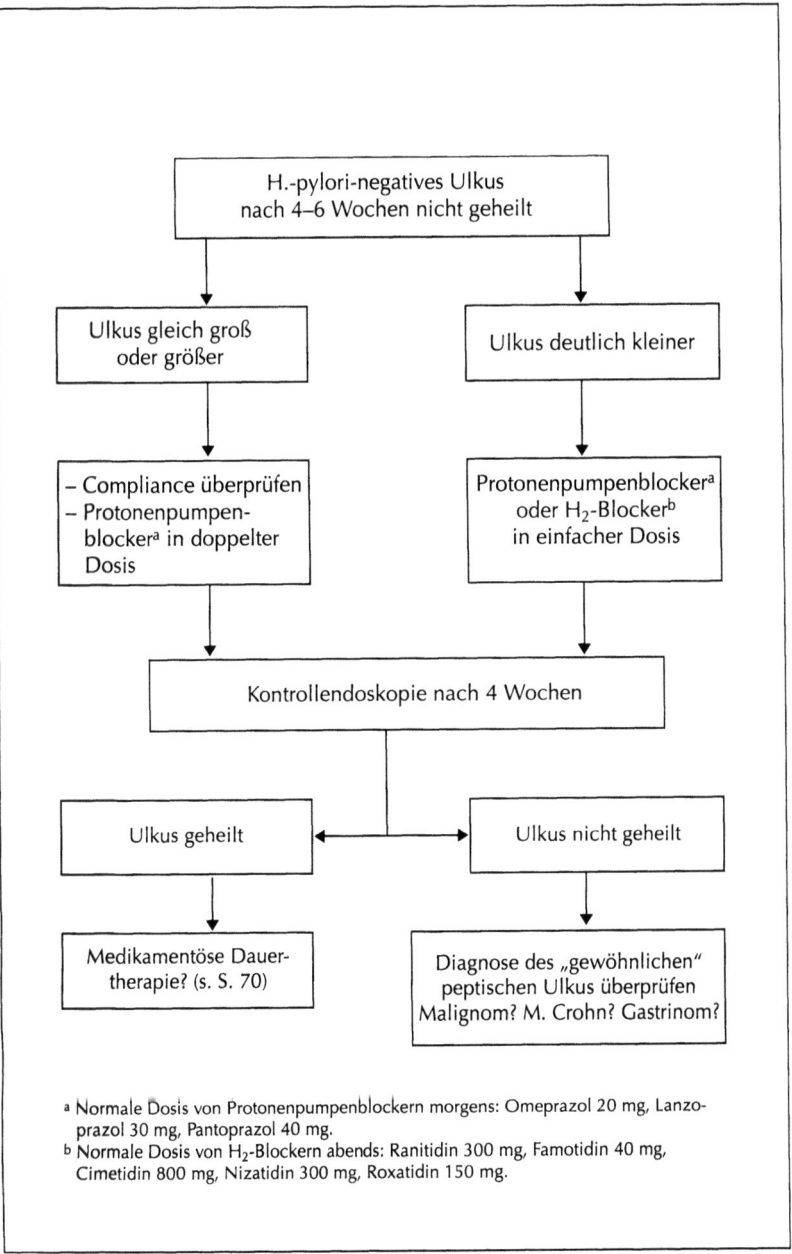

a Normale Dosis von Protonenpumpenblockern morgens: Omeprazol 20 mg, Lanzoprazol 30 mg, Pantoprazol 40 mg.
b Normale Dosis von H_2-Blockern abends: Ranitidin 300 mg, Famotidin 40 mg, Cimetidin 800 mg, Nizatidin 300 mg, Roxatidin 150 mg.

Therapie der Komplikationen

Blutung

Stationäre Aufnahme, Bluttransfusion
Patienten mit akuter Blutung müssen stationär aufgenommen werden. Bei chronischer Blutung genügt meist eine ambulante Behandlung. Auf Bluttransfusionen sollte möglichst verzichtet werden. Bei Patienten mit schweren Anämiesymptomen und bei Risikopatienten, bei denen die Anämie zu Komplikationen führen kann (z.B. bei koronarer Herzkrankheit), sind stationäre Aufnahme und Transfusion indiziert.

Ist das Ulkus die Blutungsquelle?
Im Zweifel muß eine andere Läsion, insbesondere ein Kolonkarzinom, ausgeschlossen werden.

Antikoagulation
Auch bei chronischer Ulkusblutung sollte eine Antikoagulation grundsätzlich abgesetzt werden. Bei vitaler Indikation kann sie unter stationärer Überwachung weitergeführt werden. Dabei empfiehlt sich eine Umstellung von oraler Antikoagulation auf Heparin.

Endoskopische Stigmata der Ulkusblutung
Aus dem endoskopischen Aspekt der Blutungsquelle läßt sich nicht nur die Aktivität der Blutung und ein endoskopischer Therapieerfolg beurteilen, sondern auch die Wahrscheinlichkeit einer Rezidivblutung abschätzen.

Ulkustherapie und Rezidivverhütung
Um das Ulkus möglichst rasch zu heilen, wird die hochdosierte Gabe von Protonenpumpenblockern in doppelter Dosis empfohlen, obwohl der zusätzliche Nutzen dieser Maßnahme auf die Blutung unbewiesen ist. Die Ulkusheilung muß endoskopisch verifiziert werden. Um ein Rezidiv zu verhindern, muß entweder die Ursache des Ulkus beseitigt sein (H.-pylori-Eradikation bzw. Absetzen von NSAR) oder eine medikamentöse Dauertherapie eingeleitet werden (s. S. 70).

Chronische Ulkusblutung: Anämie, evtl. Eisenmangel

- Stationäre Aufnahme bei Risikopatienten
- Therapie mit Protonenpumpenblocker (möglicherweise während der ersten Tage besser in doppelter Dosis[a])
- Bei H.-pylori-Nachweis gleichzeitig Antibiotikum zur Eradikation (s. S. 46)
- Kontrollendoskopie
- evtl. Rezidivprophylaxe (s. S. 68)

Akute Ulkusblutung: Hypovolämie (s. S. 60)

Endoskopische Stigmata der Ulkusblutung:

- Aktive Blutung
  - Pulsierend oder spritzend (arterielle Blutung; Forrest Ia)
  - Sickerblutung (venöse oder kapilläre Blutung; Forrest Ib)
- Blutungsquelle ohne aktive Blutung
  - Sichtbares Gefäß (Forrest IIa, prognostisch wie Forrest Ia)
  - Koagulum oder Hämatinbelag (Forrest IIb)
  - Ulkus ohne Blutungszeichen (Forrest III)

Endoskopische Blutstillung (s. S. 48)

---

[a] Omeprazol 40 mg, Lansoprazol 60 mg, Pantoprazol 80 mg.

Akute Blutung

Eine akute Blutung äußert sich durch plötzlichen Blutabgang (oral und/oder anal), bei großem Blutverlust zusätzlich durch Hypovolämie. Eine starke Blutung führt zur raschen Intestinalpassage und damit zum analen Abgang von rotem Blut. Eine Anämie weist auf einen länger zurückliegenden Blutverlust hin.

Notfallendoskopie

Sie soll möglichst bald erfolgen. Eine vorherige Magenspülung ist überflüssig. Nach Möglichkeit wird eine endoskopische Blutstillung durchgeführt (s. S. 48)

Initiale medikamentöse Therapie

Sie wird so lange i.v. durchgeführt, wie die Gefahr des Bluterbrechens besteht, und dann auf orale Gabe umgesetzt.

Eradikationstherapie des Helicobacter pylori

Bei Ulcus duodeni und fehlender Einnahme von NSAR ist eine H.-pylori-Infektion so wahrscheinlich, daß auch ohne Nachweis von H. pylori mit der H.-pylori-Eradikationstherapie begonnen werden kann. Eine serologische Bestätigung soll dann jedoch nachgeholt werden, da bei H.-pylori-negativem Ulkus meist eine medikamentöse Dauertherapie indiziert ist (s. S. 48).

Akute Blutung

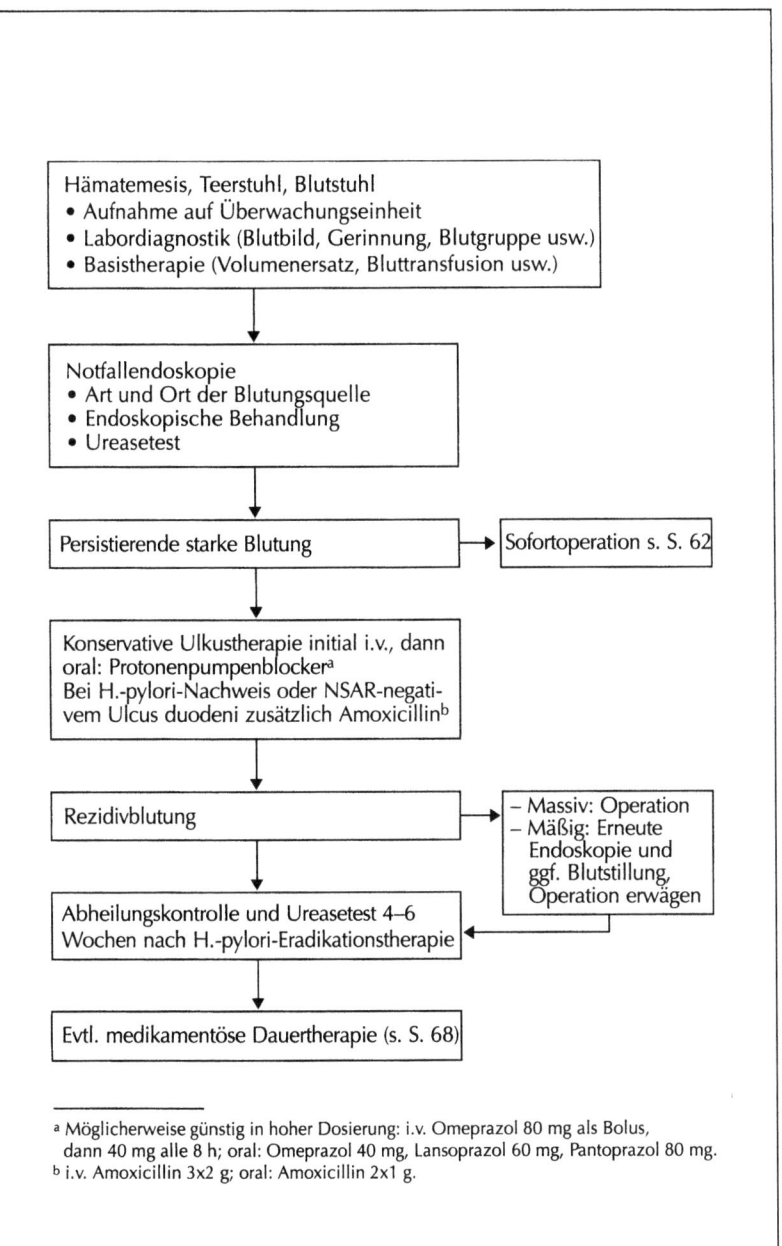

[a] Möglicherweise günstig in hoher Dosierung: i.v. Omeprazol 80 mg als Bolus, dann 40 mg alle 8 h; oral: Omeprazol 40 mg, Lansoprazol 60 mg, Pantoprazol 80 mg.
[b] i.v. Amoxicillin 3x2 g; oral: Amoxicillin 2x1 g.

Notfalloperation bei Blutung

Diese ist ein Eingriff innerhalb von Stunden am evtl. hämodynamisch instabilen Patienten. Die rechts genannten Kriterien sind für sich allein eine absolute Operationsindikation.

Operationsverfahren

Die Operation soll die akute Komplikation beseitigen. Anschließend muß eine H.-pylori-Eradikation bzw. medikamentöse Dauertherapie erfolgen, wenn bei NSAR-bedingtem Ulkus das Antirheumatikum nicht abgesetzt werden kann (s. S. 46 und 68).

Indikationen zur Notfalloperation

- Nicht stabilisierbarer Kreislauf
- Persistierende oder rezidivierende Blutung, wenn
  - stark oder
  - kompatibles Blut nicht verfügbar

Operationsverfahren bei Blutung und Perforation

Ulkus	Therapie der Blutung	Perforation
Ulcus duodeni	Duodenotomie + Umstechung	Übernähung
Ulcus pyloricum	Umstechung + Pyloroplastik	Pyloroplastik
Ulcus ventriculi	Exzision	Exzision

Stenose

Konservative Behandlung

Mit einer konservativen Therapie kann nur eine akut-entzündliche Magenausgangsstenose erfolgreich behandelt werden. Fehlender Erfolg innerhalb etwa einer Woche weist auf eine chronisch-fibröse Stenose hin.

Ballondilatation

Es werden Ballone von 12–18 mm Durchmesser benutzt, die über einen Führungsdraht oder ein weitlumiges Endoskop plaziert werden. Die langfristigen Erfolgsraten sind noch unbekannt, in jedem Fall ist eine Behandlung der Ulkuskrankheit angezeigt (H.-pylori-Eradikation bzw. medikamentöse Dauertherapie).

Operative Behandlung

Bei Duodenalstenose wird eine Duodenoplastik durchgeführt, der Pylorus bleibt intakt. Eine Pyloroplastik ist bei der (selteneren) Pylorusstenose indiziert.

Stenose

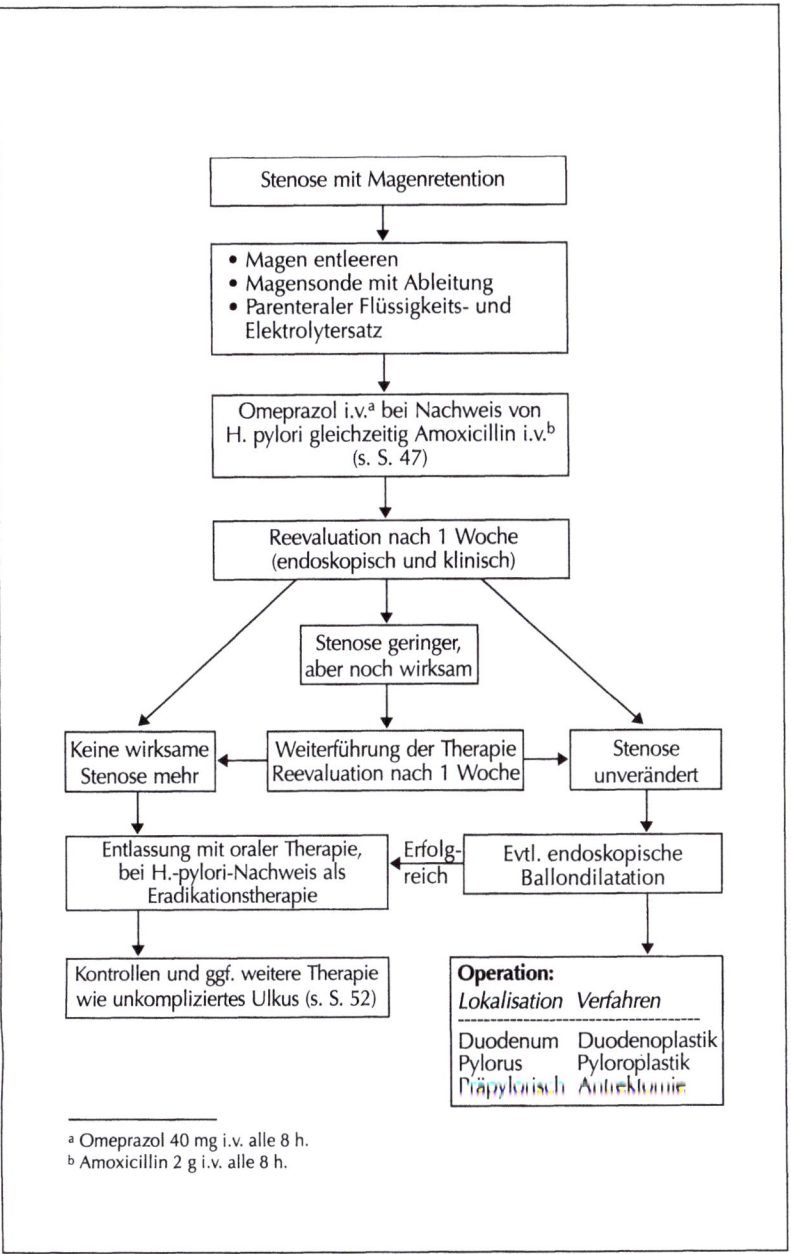

a Omeprazol 40 mg i.v. alle 8 h.
b Amoxicillin 2 g i.v. alle 8 h.

Prophylaxe

Primärprophylaxe bei NSAR-Therapie

Eine primäre medikamentöse Prophylaxe (vor dem ersten Nachweis eines Ulkus) bei jeder NSAR-Therapie ist vorwiegend aus ökonomischen Gründen nicht zu rechtfertigen. Misoprostol führt zudem häufig zu unerwünschten Nebenwirkungen.

Streßulkusprophylaxe

Vermutlich dank Verbesserung der Intensivmedizin ist das „Streßulkus" (akute gastroduodenale Streßläsion) während der letzten 20 Jahre immer seltener geworden. Eine Prophylaxe soll daher nur bei entsprechendem Risiko durchgeführt werden. Die Prophylaxe mit säurehemmenden Substanzen führt bei intubierten Patienten gehäuft zu nosokomialen Pneumonien; hier sollte deshalb Sucralfat bevorzugt werden.

Primärprophylaxe bei NSAR-Therapie

- **Allgemeine Maßnahmen:**

  Immer durchzuführen
  - NSAR-Indikation wiederholt überprüfen
  - NSAR-Dosierung möglichst gering halten
  - Möglichst Ersatz der NSAR durch Analgetika
    (z.B. Paracetamol) und/oder physikalische Maßnahmen

- **Medikamentöse Ulkusprophylaxe:**

  Indikation:
  - Blutgerinnungsstörung (inkl. Antikoagulation)
  - Hohe NSAR-Dosis
  - Leberinsuffizienz, Niereninsuffizienz
  - Hohes Risiko im Falle einer Ulkuskomplikation

  Mittel:
  - Omeprazol (20 mg morgens) oder
  - Misoprostol (400–800 µg in 2–4 Dosen)

Streßulkusprophylaxe

- **Medikamentöse Streßulkusprophylaxe**

  Indikation:
  - Physisch schwerst gestreßte Patienten (Polytrauma, schwere Verbrennung, Sepsis, Schädel-Hirn-Trauma, Multiorganversagen)

  Mittel:
  - Bei Nicht-Intubierten: H_2-Blocker (p.o. oder i.v.) oder Antazida
  - Bei Intubierten: Sucralfat (per Magensonde)

Rezidivprophylaxe: Indikation und Prinzipien

Indikation

Die Indikation zur Rezidivprophylaxe richtet sich hauptsächlich nach dem bisherigen und daraus zu erwartenden zukünftigen Verlauf der Ulkuskrankheit.

Mittel

Die Behandlung des H.-pylori-Infektes stellt eine außerordentlich wirksame Prophylaxe des H.-pylori-assoziierten Ulkus dar. Eine medikamentöse Dauerbehandlung (z.B. mit einem H_2-Blocker) oder gar eine chirurgische Therapie steht bei diesen Patienten nicht mehr zur Diskussion.

Indikation

• Dringend
- Vorausgegangene Ulkuskomplikation
- Fortgesetzte Therapie mit nichtsteroidalen Antirheumatika (NSAR)
- Schwere Begleiterkrankung
- Blutgerinnungsstörung (inkl. Antikoagulation)
- Häufige und/oder schwere Ulkusschübe

• Empfohlen
- Jedes H.-pylori-positive Ulkus, auch beim ersten Schub

Mittel

- H.-pylori-Eradikationstherapie (s. S. 46)
- Medikamentöse Dauerbehandlung
- Operation

Prinzipien

- H. pylori verursacht sowohl Ulcera duodeni als auch Ulcera ventriculi.
- Nichtsteroidale Antirheumatika (NSAR) verursachen fast nur Ulcera ventriculi.
- Viele Patienten wissen nicht/geben nicht zu, daß sie NSAR einnehmen.
- Ein H.-pylori-Infekt erhöht das Ulkusrisiko unter NSAR wahrscheinlich nicht.
- Medikamentöse Dauerbehandlung mit einem H_2-Blocker in halber Dosierung verhindert nur NSAR-bedingte Duodenalulzera, nicht aber die viel häufigeren NSAR-bedingten Magenulzera
- Eine medikamentöse Dauerbehandlung mit Protonenpumpenhemmern oder Misoprostol verhindert sowohl NSAR-bedingte Ulcera duodeni als auch Ulcera ventriculi.
- Die Vagotomie hat keinen Platz mehr in der Ulkustherapie

Rezidivprophylaxe: Praktische Durchführung

NSAR-assoziierte Ulzera

Die Prophylaxe dieser Ulzera ist noch nicht optimal. In kontrollierten Studien am besten untersucht ist Misoprostol, allerdings fast ausschließlich in der Primärprophylaxe. Das in dieser Indikation weniger gut dokumentierte Omeprazol zeigt weniger unerwünschte Nebenwirkungen.

Ulkusrezidiv nach Operation wegen Ulkus

Wegen der hohen Mortalität von Reoperationen sollten postoperative Ulzera möglichst konservativ behandelt werden.

Ulzera nach Vagotomie werden wie Ulzera bei nicht operiertem Magen behandelt, wobei allerdings die Erfahrungen mit einer H.-pylori-Eradikationstherapie noch gering sind.

Bei Anastomosenulzera nach Magenteilresektion sollte ein Gastrinom ausgeschlossen werden. Anastomosenulzera neigen zu Komplikationen, insbesondere zur Blutung. Zur Therapie wird ein Protonenpumpenhemmer in doppelter Dosis während 4 Wochen (z.B. Omeprazol 40 mg) empfohlen. Als Rezidivprophylaxe eignet sich eine medikamentöse Dauerbehandlung mit einem H_2-Blocker oder einem Protonenpumpenhemmer. Die prophylaktische Wirksamkeit einer H.-pylori-Eradikationstherapie ist noch ungesichert.

HP Helicobacter pylori; *NSAR* nichtsteroidale Antirheumatika (inkl. Aspirin); *MDB* medikamentöse Dauerbehandlung

HP-Status vor Ulkus-Therapie	NSAR-Konsum vor Ulkus-diagnose	Ulcus duodeni	Ulcus ventriculi
Positiv	Nein	• HP-Eradikation[a]	• HP-Eradikation[a]
Negativ	Ja	• Wenn NSAR-Stop: Keine weitere Maßnahme • Wenn NSAR weiter: MDB mit H$_2$-Blocker[a], Omeprazol[c] oder Misoprostol[d], solange NSAR eingenommen wird	• Wenn NSAR-Stop: Keine weitere Maßnahme • Wenn NSAR weiter: MDB mit Omeprazol[c] oder Misoprostol[d], solange NSAR eingenommen wird (H$_2$-Blocker *nicht* wirksam)
Positiv	Ja	• Wenn NSAR weiter und dringende Indikation (s. S. 69): HP-Eradikation[a] *und* MDB mit H$_2$-Blocker[b], Omeprazol[c] oder Misoprostol[d], solange NSAR eingenommen wird • Sonst: HP-Eradikation[a]	• Wenn NSAR weiter oder dringende Indikation (s. S. 69): HP-Eradikation *und* MDB mit Omeprazol[c] oder Misoprostol[d], solange NSAR eingenommen wird • Sonst: HP-Eradikation
Negativ	Nein	• HP-Status und NSAR-Konsum nochmals überprüfen • Andere, seltene Ursachen ausschließen (Malignom, M. Crohn, Gastrinom) • Bei dringender Indikation (s. S. 69): MDB mit H$_2$-Blocker[b], bei ungenügender Wirkung Omeprazol 20–40 mg täglich; Operation (Magenteilresektion) als Ultima ratio	

[a] s. S. 46.
[b] H$_2$-Blocker abends: Cimetidin 400 mg, Ranitidin 150 mg, Famotidin 20 mg, Roxatidin 75 mg, Nizatidin 150 mg.
[c] Omeprazol morgens 20 mg
[d] Misoprostol 400–800 mg in 2–4 Dosen.

Literatur

Alexander-Williams J (1991) A requiem for vagotomy. Despite the last ditch efforts of surgeons. Br Med J 302: 547–548

Bauerfeind P, Meier R, Beglinger C, Koelz HR (1994) Gastroskopiefibel. Springer, Berlin Heidelberg New York Tokyo

Blum AL, Bauerfeind P (1990) Ulkusalmanach, 2. Aufl. Springer, Berlin Heidelberg New York Tokyo

Fleischer D (1987) Etiology and prevalence of severe persistent gastrointestinal bleeding. Gastroenterology 84: 538–543

Hawkey CJ (1995) Future treatments for arthritis: New NSAIDs, NO NSAIDs, or no NSAIDs? Gastroenterology 109: 614–616

Koop H (Hrsg.)(1995) Protonenpumpenblockade als therapeutisches Prinzip: Standortbestimmung nach 5 Jahren klinischen Einsatzes. Z Gastroenterol 33 (Suppl 1): 1–40

NIH Consensus Development Panel on Helicobacter pylori in Peptic Ulcer Diesease (1994) Helicobacter pylori in peptic ulcer diesease. JAMA 272: 65–69

Penston JG (1994) Review article: Helicobacter pylori eradication – understandable caution but no excuse for inertia. Aliment Pharmacol Ther 8: 369–389

Tytgat GNJ (1994) Review article: Treatments that impact favourably upon the eradication of Helicobacter pylori and ulcer recurrence. Aliment Pharmacol Ther 8: 359–368

Walsh JH, Peterson WL (1995) The treatment of Helicobacter pylori infection in the management of peptic ulcer disease. N Engl J Med 333: 984–991

Sachverzeichnis

Abdomenübersichtsaufnahme 30
Adrenalin 48
Akkommodation 4
Akutes Abdomen 32
allgemeine Maßnahmen 40, 42
Alkohol 24
Amoxicillin 46, 60
Anämie 32
Antazida 44
Antikoagulation 42, 58
Antimikrobielle Substanzen 41, 46
Antirheumatika, nichtsteroidale 10, 12
    Ulkusblutung 20
    Ulkuskomplikationen 20
    Ulkusrisiko 20
Aspirin, siehe Antirheumatika
Azetylcholin 6

Ballondilatation 64
Basisdiagnostik 30
Belegzelle 6
Bikarbonat 8
Bismuth, siehe Wismuth
Biopsie 30
Blutgruppe 10
Blutstillung, endoskopische 48
Blutung, siehe Ulkusblutung

Chirurgie 40
Cimetidin 44, 52, 56
Clarithromycin 46

Diagnostik 30
    Basisdiagnostik 30
    Endoskopie 34
    Helicobacter-pylori-Nachweis
    Übersicht 30
    Zusatzdiagnostik 30
Diät 42
duodenogastraler Reflux 4
D-Zelle 6

ECL-Zelle 6
Elektrokoagulation 48
Endoskopie 34
    Blutstillung 48
    Epidemiologie 2
    Eradikationstherapie,
      siehe Helicobacter pylori
    Ernährung 42

Famotidin 44, 52, 56
Fibrinkleber 48
Forrest-Klassifikation 58
Funktionen des Magens 4

Gastrin 6
    Bestimmung 38
    Sekretintest 38
Gastrinom 38
Gastrin-Zelle 6
Gastritis 18
Gastroskopie Siehe Endoskopie
Geburtskohorten-Phänomen 2
Gefäßstumpf 48
G-Zelle 6
G-Zell-Überfunktion 38

H^+K^+-ATPase 6
H_2-Blocker 44, 52, 56
Hämatemesis 32
Hauptzelle 6
Heilung, verzögerte 56
Helicobacter pylori 10, 12
    antimikrobielle Therapie 46
    Atemtest 36
    Eradikationstherapie 46
    gastrale Metaplasie 18
    Gastritis 18
    Kultur 36
    Nachweis 30, 36
    pathogenetische Mechanismen 16
    Prävalenz 16
    Säuresekretion 18

Sachverzeichnis

Helicobacter pylori
  Serologie 30, 36
  Therapieresistenz 46
  und Ulkus 18
  Urease 16
  Urease-Schnelltest 30, 36
Histamin 6
Histologie 30, 36
Hypersekretion 14

Injektionsbehandlung 48
Intrinsic factor 4
Inzidenz 2

Kaffee 24
Kaffeesatzerbrechen 32
Komplikationen,
  siehe Ulkuskomplikationen
Kortikosteroide 20

Langzeittherapie 44
Lansoprazol 44, 52, 56, 58, 60
Letalität 2
Literatur 73

Magen, Druckregulation 4
Magenausgangsstenose 28
  Therapie 64
Magenentleerung 4
Magenmotorik 4
Magenperistaltik 4
Magensekretion 4, 6
  (Siehe auch Säuresekretion)
Medikamente 40
Meläna 32
Metaplasie, gastrale 18
Metronidazol 46
Misoprostol 44, 70
Mortalität 2
Mukosa 8
  Blutfluß 8
  defensive Mechanismen 8
Mukosaprotektive Substanzen 41

N. vagus 4
Nichtsteroidale Antirheumatika,
  siehe Antirheumatika
Nikotin 42

Nizatidin 44, 52, 56
Notfallendoskopie 48
Notfalloperation bei Blutung 62
Oberflächenzellen 8
Omeprazol 44, 52, 56, 58, 60, 70
Operation 40
  Indikation bei Blutung 60
Operationsverfahren 50
  Resektion 50
  Übernähung 50
  Umstechung 50
  Vagotomie 50

Pantoprazol 44, 52, 56, 58, 60
Parietalzelle 6
Pathophysiologie 10
Penetration 28
Pentagastrintest 38
Pepsin 6
Perforation, siehe Ulkusperforation
Peristaltik 4
Pneumonie, nosokomiale 66
Prävalenz 2
Primärprophylaxe, siehe Prophylaxe
Prophylaxe 44
  praktische Durchführung 70
  Primärprophylaxe 66
  Rezidivprophylaxe 68
  Sekundärprophylaxe 68
Prostaglandin-Derivate 44
Prostaglandine 8, 10
Protonenpumpe 6
Protonenpumpenhemmer 44, 52, 56
Psyche 10
Psychotherapie, kleine 42
Pyloroplastik 63
Pylorus 4

Radiologie 30
Ranitidin 44, 52, 56
Rauchen 10
Raucher 42
Reflux, duodenogastraler 4
Reparation 8
Rezidive, siehe Ukusrezidiv
Risikofaktoren
  für Ulkuskrankheit 10
  für verzögerte Heilung 24

Sachverzeichnis

Röntgenuntersuchung 30
Roxatidin 44, 52, 56

Salzsäure 6
Säure 6, 10
  Hypersekretion 10
  Rückdiffusion 8
Säurehemmer 41
Säuresekretion 14
Säuresekretionsanalyse 38
Schleim 8
Schleim-Bikarbonat-Schicht 8
Schleimhautreparation 8
Schmerz 32
Schubtherapie 44
Sekretin 48
Sekretintest 38
Sekretion, siehe Magensekretion
Sekundärprophylaxe,
  siehe Prophylaxe
Somatostatin 6, 48
Spontanverlauf 22, 24
Stenose, siehe Magenausgangsstenose
Steroide 20
Streß 10
Streßläsion, gastroduodenale 66
Streßulkus 66
  Prophylaxe 66
Strömungswiderstand 4
Sucralfat 44, 66
Symptomatik 32

Teerstuhl 32
Tetrazyklin 46
Therapie
  akute Blutung 58–60
  der Komplikationen 58
  praktische 52
  prophylaktische 44
  bei nichtsteroidalen Antirheumatika 52
  unkompliziertes Ulkus 52
Therapiekontrolle 36
Therapiemittel
  allgemeine Maßnahmen 42
  endoskopische Blutstillung 48
  Medikamente 44
  Operationsverfahren 50
  Übersicht 40

Therapieziele 40
Thoraxaufnahme 30
Tinidazol 46
Tranexamsäure 48

Übelkeit 32

Ulkus, Risikofaktoren 10
Ulkusblutung 26
  akute 26, 60
  chronische 26
  Forrest-Klassifikation 58
  Häufigkeit 26
  Letalität 26
  Notfalloperation 62
  Operationsindikation 60
  Rezidivblutung 26
  Verlauf 26
  Vorgehen 60
Ulkusdiät 42
Ulkusheilung, verzögerte 56
Ulkuskrankheit
  Komplikationen 22
  Verlauf 22
Ulkuskomplikationen 22–29
  Therapie 58–65
Ulkusperforation 28, 30
  Operation 62
Ulkusrezidiv 24
  nach Operation 52, 70
  Prophylaxe 68–71
  unter medikamentöser Langzeittherapie 52
Ulkustherapeutika, klassische 44
Urease 16

Vagotomie 4
Vasopressin 48
Verlauf 22, 24
Völlegefühl 32

Wismuth 44

Zigarettenrauchen 10, 24
Zollinger-Ellison-Syndrom 38
zyklisches AMP 6

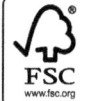

MIX
Papier aus verantwortungsvollen Quellen
Paper from responsible sources
FSC® C105338

If you have any concerns about our products,
you can contact us on
ProductSafety@springernature.com

In case Publisher is established outside the EU,
the EU authorized representative is:
**Springer Nature Customer Service Center GmbH
Europaplatz 3, 69115 Heidelberg, Germany**

Printed by Libri Plureos GmbH
in Hamburg, Germany